Seleção Cura Natural

ORGANIZAÇÃO
RENATA ARMAS

VARIZES
e DOENÇAS CIRCULATÓRIAS

SEIS ALIMENTOS QUE MELHORAM
O INCHAÇO E AS DORES NAS PERNAS

2022 BRASIL

Lafonte

Título original: Varizes e Doenças circulatórias

Direção editorial *Ethel Santaella*

REALIZAÇÃO
Bem Estar Conteúdo

Edição e organização *Renata Armas*
Redacão *Murilo Toretta*
Edição de Arte *Cristina C. de Vasconcelos*
Revisão *Karina Cobo e Gustavo Ferreira*
Fotos: *Shutterstock*

Dados Internacionais de Catalogação na Publicação (CIP)
(Câmara Brasileira do Livro, SP, Brasil)

Varizes e doenças circulatórias : conheça os seis alimentos que melhoram o inchaço e as dores nas pernas / organização Renata Armas. -- 1. ed. -- São Paulo : Lafonte, 2022. -- (Seleção cura natural)

ISBN 978-65-5870-310-5

1. Diototerapia 2. Doenças induzidas pela nutrição 3. Sistema cardiovascular - Doenças - Dietoterapia 4. Sistema cardiovascular - Doenças - Prevenção I. Armas, Renata. II. Série.

22-136798 CDD-615.854

Índices para catálogo sistemático:

1. Doenças vasculares : Diototerapia 615.854

Inajara Pires de Souza - Bibliotecária - CRB PR-001652/O

Editora Lafonte

Av. Profª Ida Kolb, 551, Casa Verde, CEP 02518-000, São Paulo-SP, Brasil – Tel.: (+55) 11 3855-2100
Atendimento ao leitor (+55) 11 3855-2216 / 11 3855-2213 – atendimento@editoralafonte.com.br
Venda de livros avulsos (+55) 11 3855-2216 – vendas@editoralafonte.com.br
Venda de livros no atacado (+55) 11 3855-2275 – atacado@escala.com.br

Impressão e acabamento:
Gráfica Oceano

Sumário

Por dentro das **varizes**

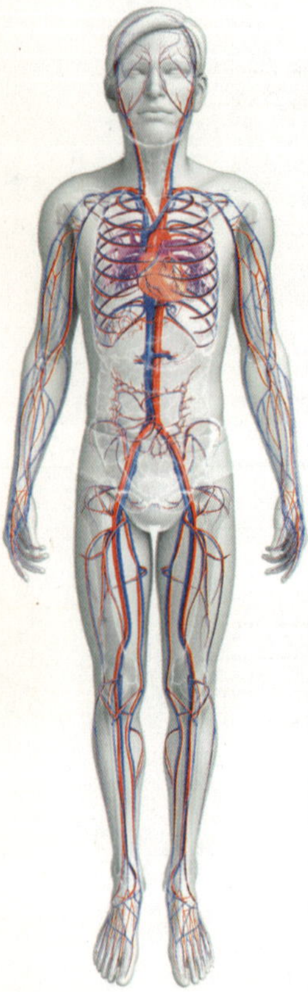

Para garantir que cada célula e órgão do corpo receba todo o suprimento necessário para se manter em funcionamento, existe uma extensa malha viária, conhecida como sistema vascular, que é composta de vias de diferentes espessuras e funções.

Essa grande rede de distribuição depende de dois órgãos vitais: os pulmões, que oxigenam o sangue, e o coração, que bombeia esse líquido vital para o corpo todo por meio de artérias, capilares e veias.

Sem essa circulação eficiente, seria impossível alimentar todas as partes do organismo, inclusive as áreas periféricas como braços e pernas. Também seria difícil lutar contra visitantes indesejados em qualquer parte do corpo, bem como manter estáveis a temperatura do corpo e seu pH sem esse funcionamento.

Por isso, trata-se de um sistema que precisa estar em pleno funcionamento, com o intuito de garantir as funções básicas na vida de qualquer indivíduo.

OBSTRUÇÃO INTERNA

Uma vez que algo está comprometendo o sistema vascular, as veias e artérias podem passar por uma obstrução, levando ao surgimento das chamadas doenças circulatórias. E uma das principais é, sem dúvidas, a que os médicos denominam como veias varicosas, ou simplesmente varizes.

Ela ocorre quando o sangue que está descendo para alimentar as células e tecidos das pernas não consegue voltar para ser bombeado, graças a uma falha nas válvulas que auxiliam nesse processo. Com isso, os vasos ficam sobrecarregados com sangue, o que ocasiona as varizes, causando inchaço, sensação de peso e dilatação das veias.

Segundo a Associação Brasileira de Angiologia e de Cirurgia Vascular (SBACV), estima-se que 38% da população sofre com essa condição, sendo cerca de 45% das mulheres e 30% dos homens.

VASINHOS OU VARIZES?

Os populares "vasinhos", chamados pelos médicos de telangiectasias, são uma apresentação diferente da mesma doença. Nesse caso, as veias afetadas são as mais superficiais, que ficam sob a pele.

Elas costumam ser arroxeadas e têm aspecto de teias de aranha. Podem aparecer até no rosto, apesar de mais comuns nas pernas. E tanto as varizes como os vasinhos podem ser causados por herança familiar, gestações, uso de hormônios e excesso de peso.

Passar muito tempo sentado ou de pé pode agravar o problema e seus sintomas incômodos. A idade também é outro fator de risco – após os 70 anos, a prevalência de varizes aumenta para 70%.

EVOLUÇÃO DO QUADRO

Embora nem sempre seja possível evitar vasinhos e varizes, dá para controlar sua evolução com algumas mudanças de estilo de vida e procedimentos simples, feitos no consultório médico.

Por isso, mesmo quem tem sintomas mais leves, como coceira, inchaço nas pernas (que deixa até as marcas da meia) ou vasinhos deve procurar ajuda de um cirurgião vascular assim que puder.

Vale ressaltar que, quando não tratadas de forma adequada, as varizes podem causar úlceras na pele, e evoluir para tromboflebites, aumentando o risco de trombose e embolias.

Sistema vascular: quando algo não vai bem

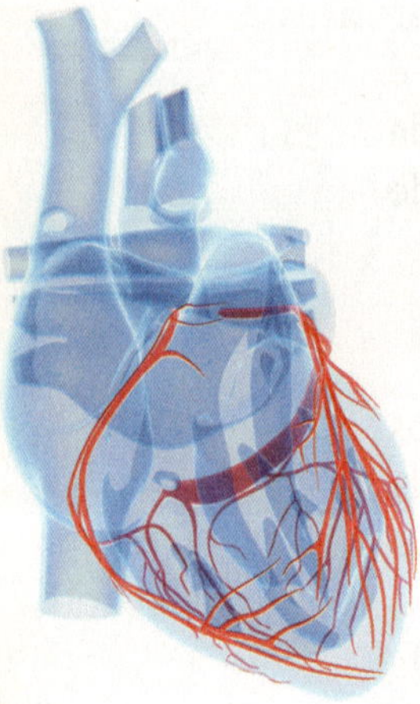

Doença arterial coronariana

Também chamada apenas de "doença do coração", a doença arterial coronariana é uma patologia crônica e bastante comum: afeta milhares de pessoas em todo o mundo. A condição é causada pelo acúmulo progressivo de placas de gordura nos vasos sanguíneos, que invariavelmente inflamam as paredes das artérias, em um processo chamado de aterosclerose.

É importante deixar claro que as placas de gordura começam a se acumular quando a pessoa ainda é jovem. E, uma vez que dão ao revestimento interno das artérias um aspecto mais "grudento", outras substâncias importantes e de destaque que circulam com o sangue passam a se acumular por ali, como as lipoproteínas, o cálcio e até as células inflamatórias.

Quando o grau dessa obstrução é considerável, alguns indivíduos podem sentir certos sintomas, como uma dor no peito (angina) em situações de esforço físico, mas isso não acontece com todos. A doença também costuma ser causada por fatores evitáveis, como a obesidade, o diabetes, o tabagismo, a hipertensão arterial, sedentarismo e os níveis elevados de gordura e colesterol no sangue. Assim, prevenir essas condições pode afastar o risco do desenvolvimento da doença.

Aterosclerose das artérias carótidas

Conhecida também como "doença carotídea", refere-se ao depósito de gordura e consequente estreitamento desses vasos, que ficam na parte lateral do pescoço e levam sangue para o cérebro.

Em geral, a condição não gera sintomas, mas pode ser diagnosticada por exames de imagem. Em casos em que há um avanço maior desse tipo de ocorrência, o paciente costuma sentir formigamentos, fraqueza muscular ou fadiga.

Se não tratada, pode evoluir para paralisia dos membros e perda parcial de visão, além da dificuldade para pronunciar algumas palavras. Graças a esses sintomas, os médicos também sabem que quem apresenta doença carotídea tem risco aumentado de sofrer um acidente vascular cerebral (AVC), já que as funções cerebrais estão mais afetadas.

Infarto cardíaco

É uma consequência direta da obstrução da artéria do coração (coronária) por um coágulo de sangue que se forma sobre as placas de gordura. A parte do músculo cardíaco que deixa de ser alimentada sofre um processo de morte celular e necrose.

Dependendo da região afetada, isso pode levar à morte súbita, ou causar insuficiência cardíaca. Segundo o Ministério da Saúde, ocorrem cerca de 300 mil infartos a cada ano, que provocam cerca de 80 mil mortes.

E, como se não bastasse, a Sociedade Brasileira de Cardiologia (SBC) estipula que até 2040 haverá um aumento de até 250% de mortes associadas a infartos no país. Os sintomas iniciais podem incluir enjoo, sudorese, falta de ar, dor no peito ou no braço, entre outros menos conhecidos.

Os principais fatores de risco para a doença arterial coronariana e o infarto são: diabetes, tabagismo, hipertensão, histórico familiar, colesterol elevado, sedentarismo, obesidade e estresse.

Acidente Vascular Cerebral (AVC)

Como o infarto, não é exatamente uma doença, mas uma emergência provocada pela interrupção do fluxo sanguíneo em uma artéria do cérebro, também chamada de isquemia cerebral, ou o rompimento desse vaso, que causa hemorragia.

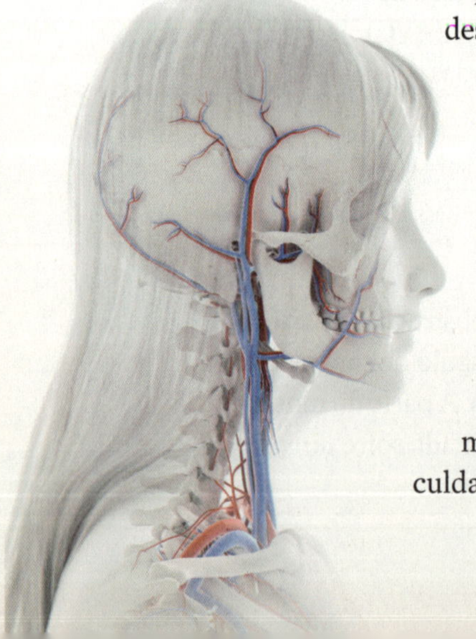

Ambas as condições precisam ser tratadas o quanto antes, para conter a morte celular e evitar a morte ou sequelas graves. Os sintomas podem ser fraqueza ou perda de movimentos em um lado do corpo, dificuldade para enxergar ou engolir, dor de cabeça forte e súbita, confusão mental, perda de equilíbrio e dificuldade para falar até frases simples.

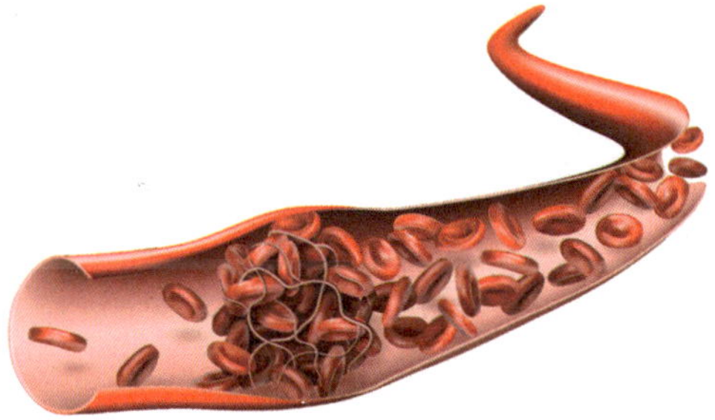

Trombose venosa superficial

Também denominada como tromboflebite superficial, é a formação de um coágulo em uma veia que está perto da superfície da pele. Entre os principais sintomas, pode causar dor, inchaço, vermelhidão e endurecimento do vaso afetado.

O problema pode migrar para veias mais profundas, como por exemplo a safena, e levar a outros tipos de trombose e à embolia. Ela costuma acometer também as varizes na região da perna ou em locais que passaram por aplicação de soro ou de medicamentos intravenosos.

Assim como em outras doenças que afetam o coração, estão mais propensos a tal condição pacientes fumantes, com diabetes ou obesos. Também pode aparecer em gestantes e em pessoas que realizam longas viagens de carro e avião sem se movimentarem.

Trombose venosa profunda

Conhecida pela sigla TVP, é a formação de coágulos de sangue (trombos) dentro das veias profundas das pernas. Assim como a forma superficial, pode causar inchaço, dor, calor e vermelhidão.

O risco é de o coágulo se deslocar da veia para o pulmão, causando a chamada embolia pulmonar. Há falta de ar, dor para respirar, tosse, taquicardia e, se não administrada a tempo, a condição pode levar à morte.

Existe uma tríade que favorece a trombose venosa profunda. O primeiro item é a estase sanguínea, ou seja, a redução da velocidade do sangue na veia, comum em longos períodos de imobilidade. O segundo ponto é a tendência maior à formação de coágulos, causada por fator genético, tabagismo, uso de anticoncepcionais, reposição hormonal ou quimioterapia. O terceiro é qualquer lesão que afete a parede do vaso e leve à cascata da coagulação.

A TVP é bem mais frequente na perna, mas também pode ocorrer no braço, no intestino, no cérebro e em outras partes do corpo.

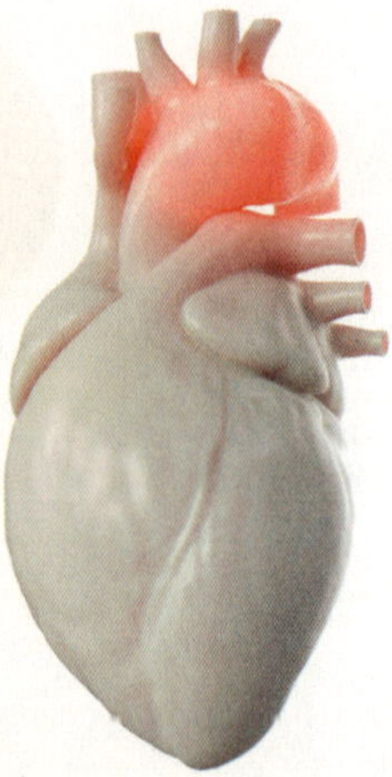

Aneurisma

O aneurisma é um problema em que parte da aorta, que é a principal artéria que sai do coração, fica dilatada como uma bexiga de aniversário e corre o risco de se romper, causando sangramento interno grave e morte.

Na maioria das vezes, não há sintomas, embora algumas pessoas tenham dor ou pulsação na barriga ou nas costas. O problema é mais comum em pessoas com casos na família, do sexo masculino, com mais de 60 anos, de pele branca, que fumam e que têm doenças cardíacas ou nos vasos.

Vasculite

É o nome genérico que se refere a inflamações nos vasos sanguíneos. Nessa situação, células do sistema imunológico e seus fragmentos se depositam nas paredes dos vasos sanguíneos, reduzindo o espaço para a passagem de sangue.

Manifesta-se com diversos sintomas por todo o corpo, que incluem desde úlceras e manchas na pele até dores, coceira e febre. O quadro pode ser consequência de uma condição autoimune e, dependendo da região afetada, pode haver comprometimento de órgãos como os rins.

Apesar de recorrente, os próprios médicos ainda têm pouco conhecimento sobre as causas dessa doença.

Doença obstrutiva periférica

Ocorre quando placas de gordura se formam dentro das artérias que levam sangue para os membros inferiores. Como os músculos não são alimentados, há dores ao andar ("claudicação").

Feridas nos pés que não cicatrizam, dificuldades de ereção e dor nas pernas em repouso também podem surgir. Os fatores de risco são: tabagismo, diabetes, colesterol elevado e pressão alta, sendo que a doença indica propensão ao infarto.

Linfedema

É uma doença crônica caracterizada pelo acúmulo de líquidos e alterações de tecido causadas por uma insuficiência na circulação linfática. Ela pode afetar desde os membros, como braços e pernas, até outras partes do corpo, como rosto, barriga e região genital.

O sintoma principal é o inchaço no membro afetado, que tem repercussão estética importante e afeta a qualidade de vida do paciente. Mas também podem ocorrer relatos de dores, sensação de peso nos membros ou aperto incômodo.

Hipertensão arterial

É um distúrbio em que se eleva a força exercida pelo sangue sobre as paredes das artérias. Com isso, o coração, o cérebro, os olhos e os rins sofrem sobrecarga. E o desfecho pode ser trágico.

Como a doença não produz sintomas, a maioria dos hipertensos não faz ideia do perigo. E nem sequer imagina que essas consequências poderiam ser evitadas se o problema fosse conhecido e tratado o quanto antes.

Um dos principais fatores que empurram a pressão arterial para o alto compete às artérias, que vão enrijecendo, perdem a flexibilidade e deixam de se expandir para a passagem do sangue. Ou, pior, na hora H, até se contraem. Desse modo, elas oferecem resistência ao trânsito desse líquido.

Então, o sangue bombeado é forçado a passar por um espaço menor que o normal. Resultado: a pressão arterial sobe. Outro fator relevante é o aumento no volume de sangue, talvez por esforço extra do coração, que bate mais vezes ou mais forte.

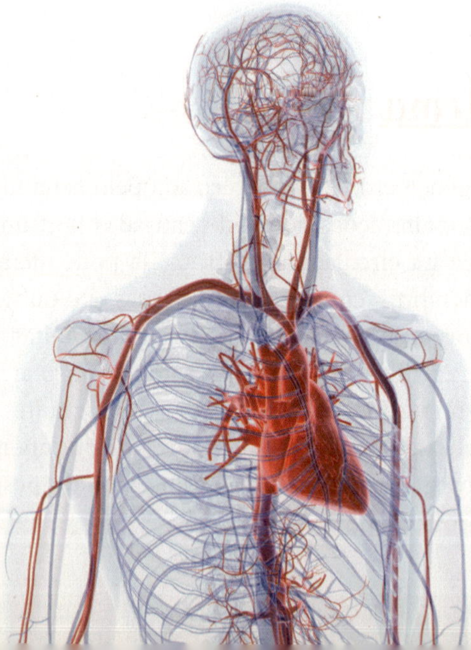

A culpa também pode ser dos rins, que não regulam de forma adequada a quantidade de líquidos em circulação. O efeito é desastroso: para impulsionar todo esse volume de sangue, a pressão vai às alturas.

Aumentos esporádicos da pressão arterial podem ser tolerados. Mas quando os valores altos viram uma constante, a saúde corre perigo. O coração, o cérebro, os rins e os vasos sanguíneos podem sofrer graves danos. Além disso, a hipertensão arterial altera o metabolismo, criando condições para o aparecimento de distúrbios cardiovasculares.

Um alerta às gestantes

É preciso ter atenção com algumas das condições citadas. A elevação da pressão arterial durante a gestação, por exemplo, expõe a mãe e o bebê a muitos perigos, pois a placenta pode ser lesada, prejudicando a chegada de oxigênio e nutrientes ao bebê. O resultado é baixo peso fetal e, em alguns casos, o óbito. Outra ameaça é o descolamento de placenta e consequente hemorragia, que ameaça a vida de mãe e filho. Além disso, se a pressão subir no trimestre final (pré-eclâmpsia), a gestante fica sujeita a convulsões.

Um sinal de alarme é dor na parte de cima do abdome no último trimestre da gravidez. Quanto antes o problema for diagnosticado e controlado, melhor. Daí a importância de aferir a pressão da futura mamãe em todas as consultas do pré-natal.

Outro fator de risco é em relação às varizes. Os níveis elevados dos hormônios femininos podem facilitar a dilatação dos vasos e a retenção de líquidos. Além disso, quando a barriga fica grande, o útero passa a comprimir as veias do abdome, aumentando o risco de varizes e hemorroidas.

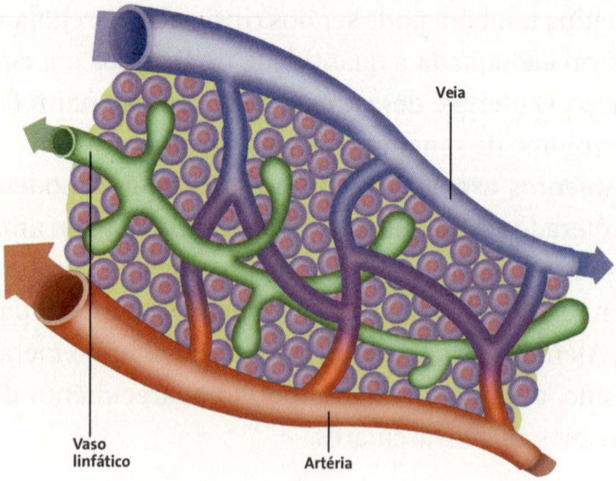

Vasos linfáticos

Enquanto veias e artérias são como tubos fechados, que não deixam o sangue extravasar, os capilares, que realizam as trocas de gases e alimentam as células, são relativamente permeáveis. As sobras desse processo são coletadas por outro tipo de vaso: o linfático.

Você provavelmente já deve ter ouvido falar de algo similar na drenagem linfática, uma massagem que ajuda a aliviar inchaços após cirurgias. Ela é feita justamente para atuar na circulação desse lado do organismo.

Como a parte vermelha do sangue é absorvida pelas células, a linfa é um fluido claro, transparente ou leitoso, dependendo do local.

Função imunológica

Os vasos linfáticos formam um sistema circulatório paralelo, que em um dado momento volta a desembocar nos vasos sanguíneos. Fazem parte dele órgãos como as adenoides, as amídalas, o baço e o timo, que têm papel importante para a imunidade.

Esses vasinhos não contam com uma bomba, como o coração. Para garantir que o trajeto da linfa não pare sua circulação, dependem de válvulas internas que empurram o líquido, bem como do movimento dos nossos músculos.

Em diversas partes do corpo existem linfonodos (também chamados de nódulos ou gânglios linfáticos), que são regiões essenciais para o combate a doenças. Toda vez que há uma infecção, essas estruturas se enchem de glóbulos brancos para destruir as células invasoras.

Nesses locais, a linfa é filtrada para depois retornar à circulação sanguínea. Além dessa função, o sistema linfático também é um sistema de drenagem, já que colabora para o equilíbrio de água nos tecidos e ainda para a eliminação de toxinas.

Prevenção de lesões

Todos esses processos não estão imunes a falhas, pois o tecido linfático é como o cerebral, e toda vez que há uma lesão ele não se recupera mais. Assim, se uma pessoa teve um processo infeccioso que afetou os vasos linfáticos – uma erisipela, por exemplo -, é provável que aquela região passe a inchar com certa frequência.

Em casos de câncer, os linfonodos mais próximos são removidos cirurgicamente para evitar que as células tumorais se espalhem.

Outro dado curioso é que se, por acidente, uma pessoa for furada por algum objeto profundamente e do local não sair sangue, apenas um líquido claro ou amarelado, é possível que o vaso atingido tenha sido o linfático. Esse fluido é formado por células brancas, proteínas e gorduras, que depois retornam para a circulação sanguínea. Sua cor se deve à ausência de glóbulos vermelhos.

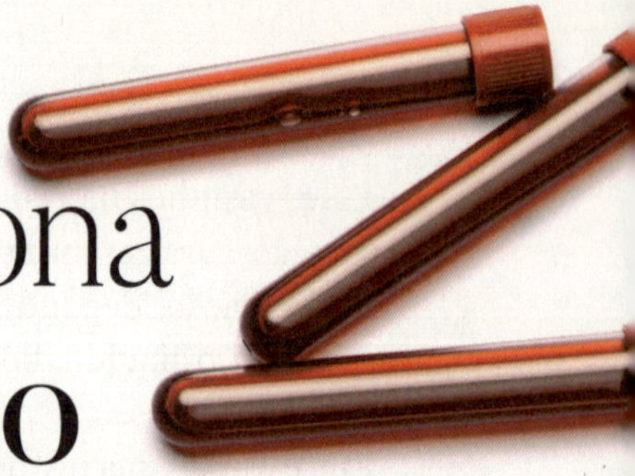

Como funciona o **diagnóstico** **e o tratamento**

Para a maioria das doenças vasculares apontadas, o diagnóstico passa primeiramente por análise clínica, em que o paciente irá conversar com seu médico a respeito dos sintomas que está apresentando e contar também do seu histórico familiar.

Na sequência, é preciso realizar alguns exames para auxiliar na identificação mais precisa do problema de saúde em questão. No caso das varizes e da trombose venosa profunda, por exemplo, o ultrassom com ondas sonoras de alta frequência é sugerido.

Para a aterosclerose, infarto, acidente vascular cerebral (AVC), aneurisma e vasculite, os testes podem variar, mas incluem os exames de sangue e urina, a angiografia, o ecocardiograma, o eletrocardiograma, o teste ergométrico e exames de imagem como a ressonância magnética, a radiografia e a tomografia.

Por fim, no caso do linfedema, é preciso realizar um exame específico chamado de linfocintilografia, que é uma tomografia computadorizada do sistema linfático.

PRESSÃO APURADA

No caso da hipertensão arterial, não é necessário se submeter a exames sofisticados para conferir se a força que o sangue exerce sobre as paredes das artérias está dentro da normalidade. Basta medir a pressão pelo menos uma vez por ano.

Isso pode ser feito em um serviço médico, farmácia ou até mesmo em casa, por meio de aparelhos eletrônicos. O principal requisito é conhecer os índices adequados de pressão arterial, que, segundo os médicos, deve estar na média de 12 por 8.

A pressão arterial é medida em milímetros de mercúrio (mmHg). Os aparelhos informam a máxima, quando o coração se contrai (pressão sistólica), e a mínima, quando o coração relaxa (pressão diastólica).

TECNOLOGIA ALIADA

Quanto ao tratamento, felizmente, a medicina tem avançado nos últimos anos para lidar com problemas circulatórios. Há poucas décadas, os únicos tratamentos possíveis para combater as varizes, por exemplo, eram a cirurgia convencional e as injeções de glicose.

Mas atualmente o arsenal médico é bem mais amplo, o que foi facilitado por instrumentos modernos para observar com precisão os vasos invisíveis a olho nu. Assim, o tratamento varia de acordo com a decisão a ser tomada pelo cirurgião vascular em conjunto com o paciente, com base em aspectos técnicos, resultados estéticos desejados e características pessoais.

A cirurgia ainda é necessária nos casos em que veias mais calibrosas são afetadas, e hoje existem diversas formas de anular a veia doente, inclusive por via endovenosa, ou seja, só com pequenas incisões no membro afetado. Muitas vezes, as injeções são usadas durante a operação, porque há vasos de maior e menor calibre a serem tratados ao mesmo tempo.

CUSTOS AO PACIENTE

Outra questão a ser bem discutida com o médico vascular é o custo real desse tipo de tratamento, já que nem todas as técnicas menos invasivas existentes são hoje cobertas pelo Sistema Único de Saúde (SUS) ou pelos planos de saúde.

Mas vale lembrar que o SUS passou a oferecer a escleroterapia com espuma, que é feita com injeções que podem tratar até veias mais calibrosas, como a safena. Se o problema for apenas estético, no entanto, é provável que o tratamento fique por conta do paciente.

MEDIDAS COMPORTAMENTAIS

Se inutilizar tantas veias parece algo prejudicial para a circulação, saiba que a quantidade de vasos nas pernas é muito grande e o sangue encontra outras vias para seguir, mesmo quando se perde a safena.

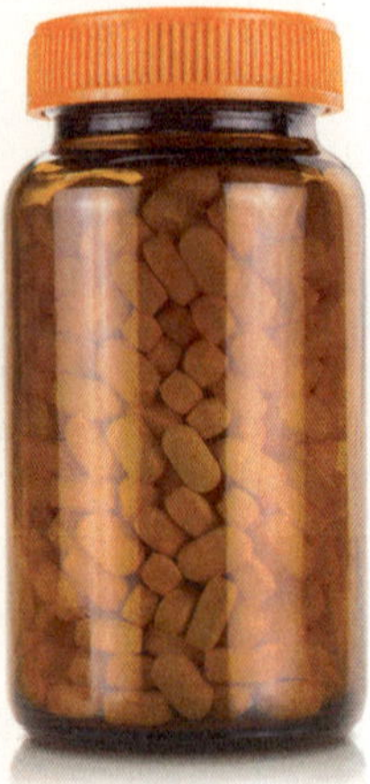

Deixar de tratar as varizes é que pode ser bastante perigoso, pois o tratamento evita não só procedimentos mais invasivos como também complicações graves, como a flebite e a trombose. O uso de alguns medicamentos, chamados de flebotônicos, bem como o uso de meias elásticas são outros aspectos importantes para o controle dessa condição.

Embora a predisposição genética tenha seu peso nas varizes, algumas medidas podem evitá-las, ou impedir que se agravem, como manter o peso adequado, não fumar, consumir fibras para evitar a constipação e intercalar períodos de pé ou sentado com caminhadas.

ALÍVIO PARA O CORAÇÃO

Em casos em que o paciente foi diagnosticado com aterosclerose, tanto na doença carotídea como na doença arterial coroniana, o tratamento envolve mudanças no estilo de vida e medicamentos como aspirina e estatina (para o colesterol). Para reverter o quadro, há a cirurgia de coração aberto, que substitui a artéria doente por uma veia, e a angioplastia, com colocação de *stent*, para desobstruí-la.

CUIDADOS NA TROMBOSE

No caso de vasos superficiais da trombose, o tratamento é com medicamentos e calor local. Já se a doença afetar a safena ou veias mais profundas, o cuidado deve ser feito com anticoagulantes.

Também pode ser necessária uma cirurgia para interromper a veia safena, impedindo que o coágulo afete veias profundas. Já se o paciente já estiver com a trombose profunda, ela também é tratada com medicamentos anticoagulantes, por via oral ou injeções.

Em casos de linfedemas, o tratamento depende de cada caso, e pode envolver drenagem linfática manual, uso de meias elásticas e/ou medicamentos para tratar eventuais infeções.

MASSAGENS E DRENAGENS

Quem sente dores nas pernas depois de um dia movimentado sonha com a ideia de receber uma massagem relaxante. Porém, não existe comprovação de que a realização de massagens desse tipo nas pernas ajude ou prejudique portadores de varizes.

Ainda assim, elas podem melhorar o desconforto e, principalmente, o inchaço causado por retenção de líquido ou linfedema. Nesse caso, a mais indicada é a drenagem linfática, feita por fisioterapeutas.

Mas atenção: gestantes de risco e pacientes com problemas cardíacos e renais, infecções agudas, câncer e trombose não devem fazer esse tipo de massagem, segundo o Conselho Federal de Fisioterapia.

CREMES PARA A CIRCULAÇÃO

Existem diversos cremes no mercado que prometem acabar com as varizes. Mas, assim como acontece nas massagens, não existe comprovação de que eles tragam benefícios, embora ingredientes refrescantes possam trazer uma sensação de alívio para as pernas.

Muitos dos ingredientes utilizados nesses cremes, como a castanha-da-índia e a centella asiática, são mesmo úteis contra varizes, mas quando consumidos na forma de suplementos.

Prevenção no seu dia a dia

Consuma fibras: Qualquer situação que aumente a pressão sobre as veias do abdome pode comprometer a circulação nas pernas, e isso inclui a prisão de ventre, que causa inchaço na barriga. Tente ingerir ao menos 25 g de fibras por dia, bem como água e outros líquidos, pois essas medidas fazem esses resíduos gerarem um bolo que favorece o trânsito intestinal.

Mantenha-se hidratado: O consumo de água, chá e sucos ao longo do dia também é uma forma de melhorar a circulação do sangue. Já o álcool é diurético e tem efeito oposto, facilitando o inchaço.

Dê pausa para suas pernas: Se você trabalha sentado, procure movimentar as pernas e os pés com certa frequência e levante-se de vez em quando. Já se é do tipo que fica longos períodos de pé, faça pausas para se sentar com os pés elevados.

Evite o excesso de peso: A obesidade também favorece inflamações. Diminuir as porções, controlar a quantidade de açúcar e gordura e fazer mais exercício é a chave para o emagrecimento saudável. E o consumo de antioxidantes e ômega 3 também pode dar uma ajuda extra à prevenção, como você verá adiante.

Use meia elástica: Quem sofre com problemas circulatórios como varizes deve consultar o cirurgião vascular para saber o tipo de meia elástica mais indicada para o caso. A medida também é fundamental para quem teve trombose. Pessoas saudáveis também podem se beneficiar do uso de meias com suave compressão em viagens longas.

Faça exercícios: Toda atividade que aumente os batimentos cardíacos e fortaleça a musculatura é bem-vinda, mesmo uma simples caminhada. Para quem teve o diagnóstico de alguma doença circulatória, é recomendado evitar o excesso de peso na musculação.

Controle a exposição ao sol: Quem tem problemas de saúde circulatórios não deve ficar muitas horas sob o sol sem proteção, para evitar o ressecamento da pele e possíveis complicações em veias doentes, como a piora de manchas, inflamações e úlceras varicosas.

Evite roupas apertadas: Calças ou cintas que comprimem a barriga podem prejudicar a drenagem nas pernas, então devem ser evitadas por quem já tem o problema. Mas isso não significa que é preciso usar somente roupas largas. É só evitar aquelas que causem qualquer incômodo na hora de se sentar.

Não fume: As substâncias tóxicas presentes no tabaco afetam a circulação sanguínea, impedindo que células e tecidos, inclusive os vasos, sejam alimentados com oxigênio e nutrientes. Isso torna as paredes de veias e artérias mais propensas a lesões e inflamações.

Cuidado com os hormônios: Os hormônios femininos favorecem a distensão das veias, o que pode aumentar risco de varizes e trombose em mulheres que já têm uma tendência familiar. Assim, é preciso pesar riscos e benefícios antes de usar a pílula anticoncepcional ou a reposição hormonal na menopausa.

Não exagere na água quente: Ficar muito tempo com o corpo mergulhado em água quente, assim como sob o sol, favorece o ressecamento da pele, o que pode causar complicações como inflamações e úlceras.

Como a **dieta** pode ajudar?

Os vasos sanguíneos são os canais por onde são transportados nutrientes, oxigênio, minerais e vitaminas para todas as células e órgãos do corpo. Assim, se o fluxo estiver debilitado — algo que pode ser causado por uma dieta inadequada —, diversos problemas de saúde podem surgir, dependendo do tipo de vaso e da área afetada.

E por mais que não exista um determinado alimento que combata ou impeça o surgimento de doenças circulatórias, existe um conjunto de fatores que auxiliam na melhora e alívio dos sintomas, por conta de uma alimentação baseada principalmente em produtos naturais, ricos em compostos antioxidantes, vitaminas, minerais, fibras e água.

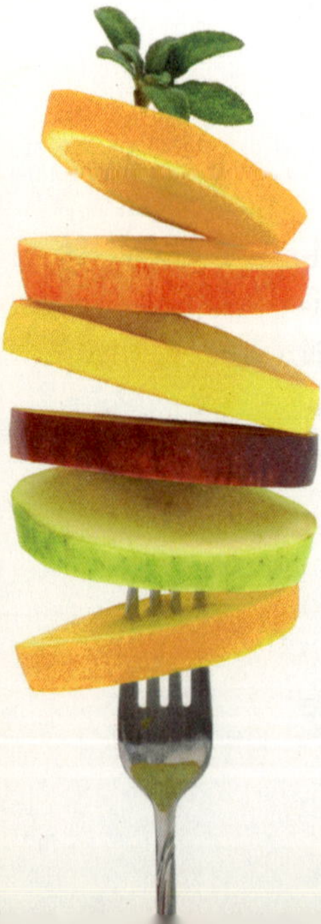

BASE DA SAÚDE

Alimentar-se bem também é um dos pilares no controle da hipertensão (sendo o outro o exercício físico). Nesse contexto, mudanças de hábito podem diminuir a dose de remédios redutores da pressão e até aboli-los em alguns casos. Essa combinação é responsável por colocar ordem na casa antes que os índices de pressão decolem, ou quando a pessoa está naquele estágio limítrofe conhecido como pré-hipertensão.

Um estudo americano publicado pelo periódico *Statpearls* mostrou que os resultados mais expressivos no controle da hipertensão com auxílio da dieta vieram de pessoas que seguiram um plano conhecido pela sigla DASH (*Dietary Approaches to Stop Hypertension*).

Nessa dieta, os alimentos permitidos incluem frutas, verduras, grãos integrais, derivados do leite com baixo teor de gordura, aves, peixes e óleos vegetais. Ela fornece menos sódio, já que possui teor reduzido de sal. Além disso, promove o consumo adequado de nutrientes benéficos às artérias, como magnésio, potássio, cálcio, fibras e gorduras saudáveis — as poli-insaturadas, dos óleos vegetais e dos peixes, e as monoinsaturadas, do azeite de oliva e do abacate.

Outra dieta aclamada no controle da hipertensão é a mediterrânea, que também privilegia hortaliças, frutas, peixes e cereais integrais, além do azeite de oliva, célebre aliado do coração. E, assim como a DASH, restringe ingredientes nocivos como doces e a gordura saturada, presente em carnes e nos laticínios integrais.

COMBINAÇÃO PERFEITA

Um artigo feito pelo jornal científico *Frontiers* revelou também a união de alimentos mais adequada para quem busca reduzir os níveis de pressão arterial no organismo. A pesquisa foi realizada ao longo de um ano em um grupo de cerca de 2.700 adultos na província de Suzhou, no leste da China. Como resultado, a melhor combinação foi a que uniu frutas variadas e laticínios magros. Segundo os cientistas, esse padrão alimentar não só diminuiu os valores da pressão arterial como também combateu eventuais comorbidades resultantes das alterações causadas pela hipertensão.

Um estudo feito na Universidade da Pensilvânia (EUA) também verificou que laticínios magros reduzem em 50% o risco de hipertensão. A vantagem foi atribuída ao cálcio, que contribui para a dilatação dos vasos sanguíneos. Em contrapartida, foi identificada ao mesmo tempo uma combinação que é melhor evitar, visto que pode causar o efeito contrário, ou seja, aumentar o risco de hipertensão. Ela consistia em alimentos feitos com trigo junto ao consumo de carnes.

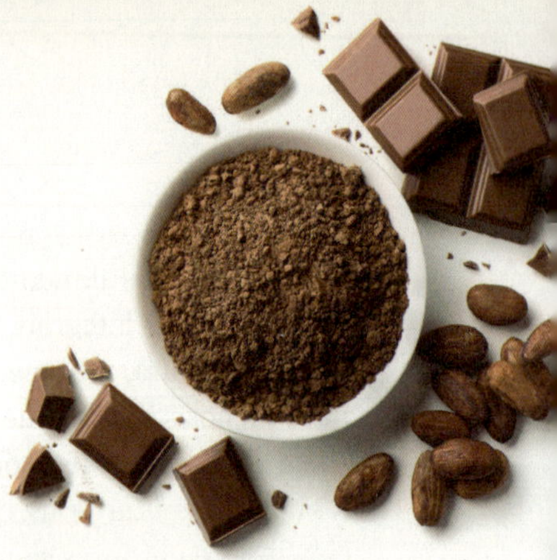

Nutrientes aliados

Se fosse preciso destacar uma única propriedade capaz de promover uma boa saúde vascular e ainda prevenir doenças nas artérias, o poder antioxidante certamente seria citado.

Por isso, quem quer ter uma boa circulação deve caprichar em alimentos notoriamente ricos em vitamina C, como as frutas cítricas, o cacau, as frutas vermelhas, entre outros. Os flavonoides, encontrados em muitas frutas como a laranja, a banana e a maçã, também são essenciais nesse processo preventivo.

Além deles, os antioxidantes, como a vitamina E e o selênio, estão presentes no grupo das oleaginosas, como a castanha-do-brasil, as nozes e as amêndoas, e são capazes de auxiliar no controle do colesterol e retardar o envelhecimento.

O PODER DA RUTINA

A rutina, presente em grandes quantidades no trigo-sarraceno ou mourisco, também tem sido associada à prevenção de varizes. Apesar de esse alimento ainda ser pouco conhecido no país, é inegável que ele é uma fonte riquíssima de antioxidantes e minerais.

Uma das grandes vantagens desse pseudocereal é a presença de fibras, o que o torna útil na prevenção do câncer colorretal e também para equilibrar os níveis de açúcar no sangue, no caso dos diabéticos.

Os antioxidantes do trigo-sarraceno ainda previnem a formação de coágulos e colaboram para o controle da pressão arterial. Uma pesquisa realizada pelo *American Journal of Clinical Nutrition* demonstrou que, além dos benefícios contra a hipertensão, os grãos ajudam a reduzir o colesterol e o Índice de Massa Corpórea (IMC).

INCLUA MAIS PEIXES

Pesquisadores da Universidade Federal de Santa Catarina (UFSC) verificaram que a sardinha é fonte de ácido eicosapentaenoico (EPA), um dos ácidos graxos ômega-3 responsáveis pela boa fama dos peixes de águas frias. Esses ácidos aplacam os efeitos do mau colesterol (LDL), derrubam as taxas de triglicérides e evitam a formação de coágulos nas artérias.

A gordura poli-insaturada também favorece a redução da pressão arterial e altera a estrutura do sangue, tornando-o mais fluido, o que facilita sua passagem pela rede de vasos existentes em todo o organismo.

SUBSTITUTOS ADEQUADOS

Ervas e condimentos como alho, cebola, alecrim, pimenta-caiena, canela e gengibre são outras armas contra radicais livres e agentes inflamatórios, sendo, por isso, importantes para um bom fluxo sanguíneo. Eles podem ser utilizados no dia a dia, e evitam o abuso de sal nas receitas.

O excesso de sódio é inimigo de quem sofre de hipertensão e ainda favorece a retenção de líquidos. Vale também ressaltar a importância das fibras, que melhoram o funcionamento do intestino e varrem para fora o colesterol ruim.

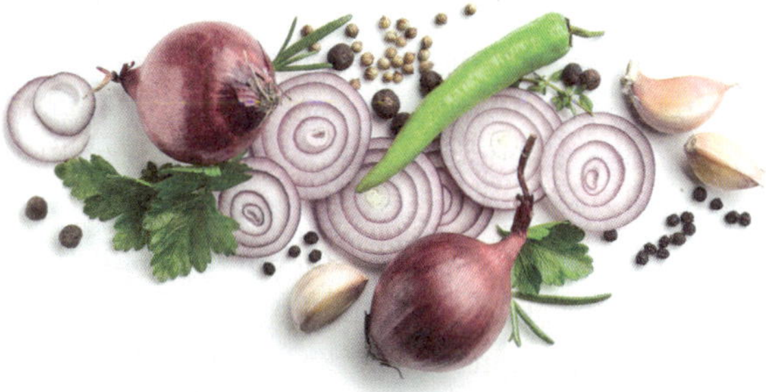

Alecrim e salsa: dupla aromática

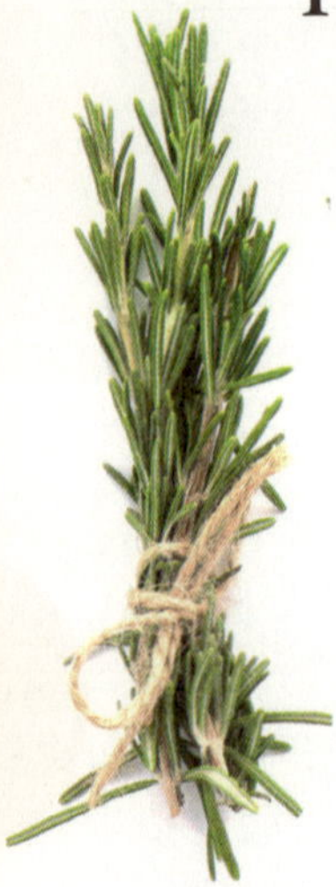

Seja nas prateleiras dos supermercados e nas feiras ou na horta de casa, não há como resistir ao odor terapêutico exalado pelas ervas aromáticas. A lista varia para cada lar, mas plantas como hortelã, sálvia, cebolinha, endro, manjericão, tomilho, entre outras, fazem as refeições ficarem mais saborosas, agregando nutrientes e benefícios à saúde.

E duas delas, em especial, têm chamado a atenção dos cientistas quanto à relação com a melhora de sintomas em doenças cardiovasculares. A primeira é o alecrim, nativo da região entre o Mediterrâneo e o sul da Europa e famoso por temperar carnes, batatas e peixes. Seu nome vem do termo em latim *rosmarinus*, que pode ser traduzido como orvalho do mar, devido ao seu perfume característico. Já a segunda faz parte do dia a dia de milhares de brasileiros: a salsa, que também vem do território greco-romano, mas se popularizou ainda no norte da África e sudoeste da Ásia.

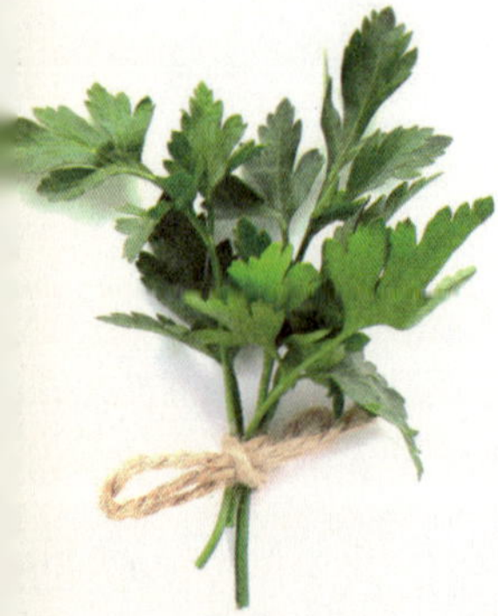

MEDICINA HISTÓRICA

Para se ter uma ideia do poder terapêutico dessas ervas, ambas eram usadas desde a antiguidade para tratar doenças e aliviar dores musculares, para melhorar a imunidade, a circulação, a memória e até combater a queda de cabelo, sendo que muitas dessas propriedades já foram comprovadas em laboratório.

O alecrim, por exemplo, é rico em uma substância chamada ácido carnósico, também presente na sálvia, e é um composto que protege as células do cérebro dos danos causados pelos radicais livres. Segundo pesquisadores das universidades da Califórnia, nos Estados Unidos, e de Iwate, no Japão, esse antioxidante seria útil para evitar doenças neurodegenerativas, como o Alzheimer, e até mesmo retardar o envelhecimento cerebral. Todo esse potencial foi testado em modelos animais e descrito nos periódicos *The Journal of Neurochemistry* e *Nature Reviews Neuroscience*.

COLESTEROL REGULADO

Já a salsa é rica em vitaminas, incluindo A e C, bem como tiamina, riboflavina, niacina e minerais como cálcio, zinco, potássio e ferro. Assim como o alecrim, ela possui uma série de benefícios medicinais importantes, entre eles efeitos antimicrobianos, anticoagulantes e antioxidantes.

De acordo com um estudo feito em animais e publicado pelo periódico americano *Biomed Research International*, a erva é ainda fonte de flavonoides, que podem ajudar a regular os níveis de colesterol no organismo. A ação nutritiva da planta atua diretamente em tecidos do coração e do fígado, que praticamente se restauram com o passar do tempo após serem afetados pelo colesterol desregulado.

Além de atuar na circulação, o alecrim também é capaz de melhorar a memória e o humor.

PREVENÇÃO DE INFARTOS

Graças ao ácido rosmarínico, uma substância presente apenas nos ramos do alecrim, é possível desintoxicar e reduzir a inflamação do organismo, segundo estudos científicos já publicados. Além disso, a erva se mostra eficaz na prevenção eao infarto do miocárdio e na recuperação após essa ocorrência.. Uma pesquisa feita pelo veículo *PlosOne* apontou que a suplementação dietética de alecrim pode remodelar o funcionamento cardíaco de um coração que sofreu infarto. O alimento foi capaz de melhorar o metabolismo energético e diminuir os níveis de estresse oxidativo.

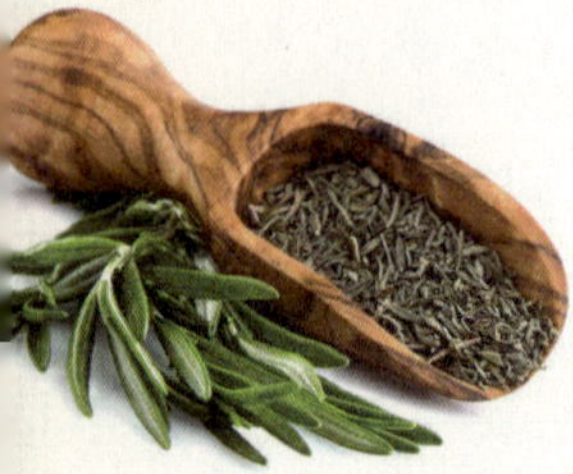

Por fim, ele ainda pode aprimorar a função diastólica do coração e reduzir a hipertrofia do músculo após um ataque cardíaco.

MICROCIRCULAÇÃO E LONGEVIDADE

Ervas como o alecrim ajudam a aumentar a circulação nos pequenos vasos em torno dos músculos e dos órgãos, tanto que o extrato está presente em muitas pomadas utilizadas por atletas para combater dores após os exercícios e evitar varizes.

Pesquisadores da Universidade La Sapienza, em Roma (Itália), descobriram que uma boa microcirculação também está ligada à longevidade. Eles encontraram essa característica em centenários de diversas regiões do Mediterrâneo, onde o alecrim é um tempero nativo e bastante utilizado na culinária.

SALSA CONTRA HIPERTENSÃO

Em relação à salsa, outro benefício bastante associado popularmente é a sua ação anti-hipertensiva, sendo indicada, inclusive, como uma forma saudável de substituir o sal e os caldos prontos na culinária diária de quem tem pressão alta.

De fato, a relação é comprovada cientificamente. Dados de uma pesquisa publicada pelo *Journal of Ethnopharmacology* feita em animais mostram que o extrato das folhas de salsa é capaz de diminuir a pressão arterial sistólica e diastólica em hipertensos. Os efeitos hipotensores se manifestam por conta das propriedades vasodilatadoras da planta, que circulam por meio dos canais de cálcio do organismo e ajudam a relaxar os vasos sanguíneos.

Os ramos de alecrim podem ser usados para a prevenção de casos de artrite, dores musculares e de dente.

AÇÃO ANTITROMBOSE

O alecrim e o tomilho foram destaques de um estudo publicado no periódico *Thrombosis Research*, e nele foi comprovado que as plantas inibiram significativamente a formação de trombos arteriais. Por fim, as ervas aromáticas ainda foram capazes de reduzir de modo expressivo a reatividade plaquetária e de aumentar a vasodilatação mediada pelo fluxo sanguíneo. Com isso, os cientistas acreditam que a ingestão diária a longo prazo de temperos como alecrim e tomilho comum tem um efeito antitrombótico.

SEM VEZ PARA O AVC

Os polifenóis presentes na salsa são uma importante forma de proteger o cérebro do risco de acidentes vasculares cerebrais (AVC). Um deles, em especial, é a apigenina, que pode ser encontrada em outros vegetais e frutas, como aipo, cebola e toranja. Um estudo científico divulgado pelo periódico *Nutrients* revelou que esse polifenol é capaz de aliviar o dano cerebral e melhorar os déficits neurológicos e cognitivos de pacientes que sofreram um AVC.

PARA AFASTAR A ATEROSCLEROSE

O alecrim e seus compostos ativos ainda são capazes de inibir outros fatores relacionados à formação da aterosclerose, como a glicação e oxidação do colesterol LDL, conhecido como o mau colesterol, e dos radicais livres circulantes no sangue.

Basta incluir alguns poucos ramos da erva aromática na sua rotina dietética para afastar o risco de síndrome metabólica e fatores de risco cardiometabólicos complexos, como a hiperglicemia, a dislipidemia, a inflamação, a obesidade abdominal e as doenças relacionadas à coagulação sanguínea.

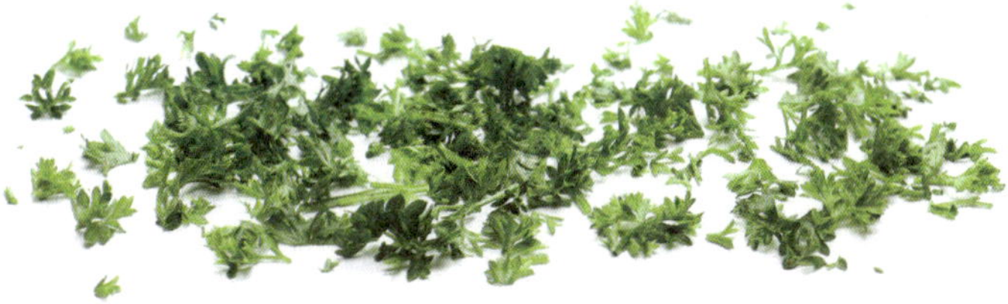

SAIBA MAIS SOBRE OS NUTRIENTES

ALECRIM

Calorias	328 kcal
Proteínas	4,88 g
Lipídios	15,2 g
Fibras dietéticas	42,6 g
Ferro	29,3 mg
Potássio	955 mg
Cálcio	1280 mg
Fósforo	70 mg
Magnésio	220 mg
Sódio	50 mg
Zinco	3,23 mg
Vitamina C	61,2 mg

SALSA

Calorias	43 kcal
Proteínas	3,39 g
Lipídios	0,56 g
Fibras dietéticas	3,17 g
Ferro	3,79 mg
Potássio	846 mg
Cálcio	213 mg
Fósforo	58,8 mg
Magnésio	24,9 mg
Sódio	2,74 mg
Zinco	1,58 mg
Vitamina C	33,9 mg

*DADOS EM 100G DOS ALIMENTOS IN NATURA DE ACORDO COM A TBCA

Como usar todo o potencial terapêutico

Sempre que possível, utilize as ervas na versão fresca, em vez da seca, pois são muito mais aromáticas. Elas podem ser conservadas na geladeira, embrulhadas em um papel-toalha úmido. É possível ainda inseri-las com água em formas de gelo, para conservá-las por mais tempo no congelador.

O alecrim é um tempero que cai muito bem em carnes brancas, vermelhas e peixes, além de omeletes, batatas e sopas. Experimente ainda usar os ramos dessa planta para aromatizar azeites e vinagres.

Já a salsa é a base para o tradicional cheiro-verde na região Sudeste, junto da cebolinha. Combina bem com carnes, molhos, vinagretes, assados e caldos. Você também pode incluí-la no arroz ou nas massas para dar um toque verdinho e agregar sabor.

Outra sugestão é colocar ramos da salsa em um suco matinal. Bata com a fruta de sua preferência e experimente a refrescância e o aroma que essa erva irá proporcionar à sua receita.

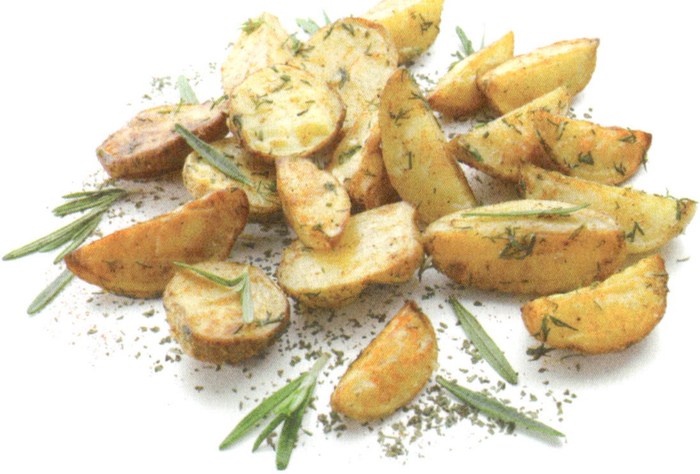

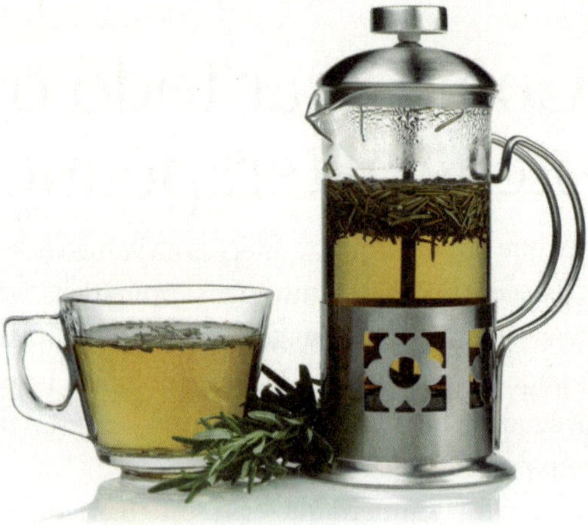

UMA XÍCARA DE SAÚDE

O chá de alecrim auxilia nas funções do aparelho digestivo e fígado, melhorando sintomas como flatulências e dores abdominais decorrentes da má digestão. Acrescente 1 a 2 colheres (sopa) das folhas do alecrim em 150 ml de água fervida, deixando descansar por 10 a 15 minutos.

Não é aconselhável ferver a água juntamente com a erva, pois poderá ocorrer perda de seus princípios ativos. Beba de 1 a 2 xícaras (chá) ao dia. A mesma mistura pode ser aplicada duas vezes ao dia em compressa sobre a pele para cicatrização e, ainda, ser usada como antisséptico.

Evite tomar chá de alecrim à noite para não prejudicar a qualidade do sono. Não pode ser consumido por pessoas com doença prostática, gastroenterite e com histórico de convulsão.

Os flavonoides da salsinha, especialmente a luteolina, têm função antioxidante, ajudando a prevenir danos às células.

ALÉM DA CULINÁRIA

Se você preferir, tanto a salsa como o alecrim também têm efeitos benéficos fora da cozinha. Com alguns raminhos de uma delas, é possível preparar um banho aromático com propriedades calmantes e que auxiliam na respiração.

Você pode utilizá-las ainda como base de tintas e corantes naturais para roupas, tecidos, panos e toalhas, misturando-as com álcool de cereais e água em um borrifador e deixando de molho até obter uma mistura homogênea.

Os óleos essenciais também são indicados para massagens e produtos cosméticos caseiros, só cuidado para não exagerar na dose, e evite a aplicação tópica sem o uso de um óleo carregador em conjunto, como o de semente de uva.

É possível ainda mastigar um pouco de salsa ou adicioná-la à sua rotina de higiene bucal para deixar um aroma mais refrescante e evitar sintomas de halitose, o temido mau hálito.

Dicas de plantio

Para ter sempre à mão uma dessas plantinhas, nada melhor do que cuidar da sua horta caseira. No caso da salsa, antes de semear, deixe as sementes em água por 24 horas. O melhor local para o cultivo é em uma área que tenha sol pleno. A colheita da salsa se inicia após 50 a 70 dias, e sugere-se uma rega diária. Na hora certa, retire as folhas diariamente e aproveite seu sabor e propriedades medicinais no preparo das refeições. Para ter salsinha fresca durante todo o ano, aplique adubo orgânico de galinha a cada dois meses.

No caso do alecrim, deixe-o sempre em solo úmido e com exposição solar de, pelo menos, três horas. As primeiras folhas podem ser colhidas após 90 dias e, se bem cuidada, a planta dura até dez anos.

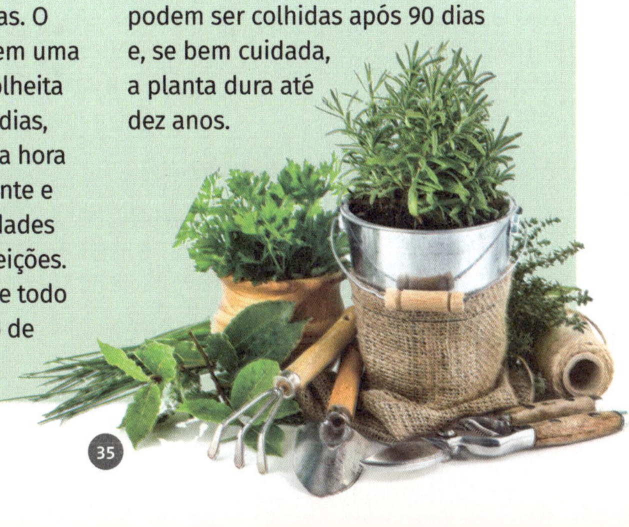

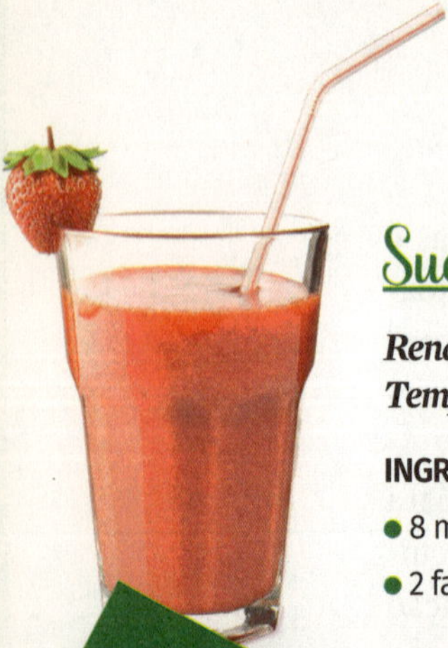

DICA
Deixe o alecrim de molho na água e use o líquido para preparar o seu suchá

Suchá de morango com alecrim

Rendimento: 1 copo
Tempo de preparo: 10 minutos

INGREDIENTES

- 8 morangos
- 2 fatias de abacaxi picadas
- 1 fatia de gengibre
- 1 ramo de alecrim
- 1 copo de água

MODO DE PREPARO

1. Ferva a água, desligue o fogo e coloque as folhas de alecrim, sem o galho, formando um tipo de infusão.
2. Cubra com um pires e deixe por 5 minutos. Retire o ramo.
3. Bata o chá com os demais ingredientes no liquidificador e sirva a seguir.

Suco de cenoura com salsinha

Rendimento: 1 copo
Tempo de preparo: 5 minutos

INGREDIENTES

- 1 pedaço de gengibre cortado em cubinhos
- 1 punhado de salsinha
- ½ cenoura
- 1 maçã sem casca
- 1 sachê de café verde
- 1 copo de água

MODO DE PREPARO

1. Bata a cenoura no liquidificador com metade da água.
2. Bata separadamente a maçã, a salsinha, o café verde e o gengibre com o restante da água. **3.** Misture os sucos. Adoce a gosto.

Azeite com ervas

Rendimento: 250 ml
Tempo de preparo: 15 minutos

INGREDIENTES

- 250 ml de azeite de oliva extravirgem (de preferência orgânico)
- 1 ramo de alecrim fresco lavado e seco
- 1 ramo de manjericão fresco lavado e seco
- 1 garrafa ou vidro esterilizado e seco

MODO DE PREPARO

1. Em uma panela aqueça o azeite até 40 °C (muito cuidado para não aquecer demais). **2.** Acrescente os temperos e coloque-o em uma garrafa com tampa.
3. Deixe a garrafa com o azeite aromatizado repousar por cerca de 15 dias antes de usar.

Xarope de limão com salsa

Rendimento: 100 ml
Tempo de preparo: 5 minutos

INGREDIENTES

- 3 dentes de alho
- 2 limões-taiti (suco)
- 1 punhado de salsinha
- 1 rodela pequena de gengibre
- 2 col. (sopa) de mel

MODO DE PREPARO

1. Bata todos os ingredientes, coe e adoce com mel.
2. Tome duas vezes ao dia. Bata e tome na hora, não se deve guardar depois de pronto.

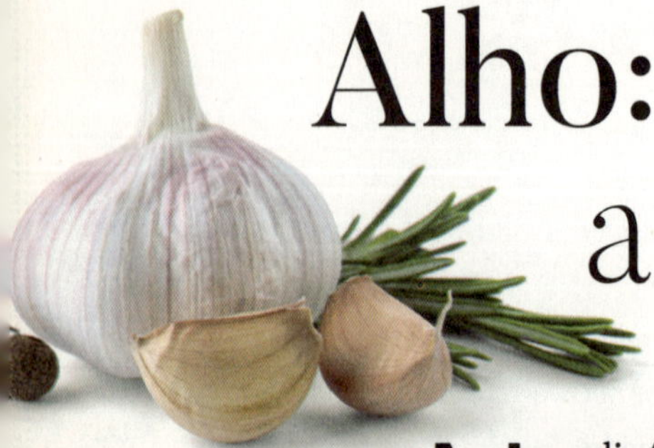

Alho: reduz a pressão

Na culinária caseira, é quase unânime que o alho é um ingrediente indispensável para pratos do dia a dia. Cultivado em diversos lugares do mundo, acredita-se que sua origem esteja nos países asiáticos, e que o alimento foi evoluindo em tamanho, gosto e aroma para a versão encontrada atualmente.

Com um bulbo que possui de 10 a 12 dentes e uma fina casca protetora, esse ingrediente não apenas é usado no preparo de inúmeras receitas, como também tem sido alvo de estudos científicos referentes ao seu potencial terapêutico para o organismo humano.

Na antiguidade, os egípcios, os gregos e os romanos utilizaram as réstias de alho para tratar feridas e espantar mosquitos. Atualmente, a ciência parece ter descoberto que o alimento, na realidade, pode ter um efeito mais interno, capaz de ajudar em fatores protetores do coração e, consequentemente, da pressão arterial.

O SEGREDO ESTÁ NA ALICINA

Muitos dos benefícios ligados ao potencial benéfico do alho estão presentes em uma substância chamada alicina. Ela é um tipo de fitoquímico responsável pelo cheiro de comida caseira tão associado ao tempero. Porém, é importante ressaltar que esse nutriente só é liberado quando o dente é mastigado, triturado ou cortado, rompendo-se assim as células do bulbo e, consequentemente, a camada de proteção do dente de alho.

Bastam alguns miligramas de alicina na alimentação diária para obter uma melhor função antibiótica, auxiliando no combate a infecções e fungos, por exemplo. Ela também estaria associada à melhora de funções respiratórias e hormonais.

HIPERTENSÃO CONTROLADA

A alicina é tão nutritiva que seus usos ainda despertam a curiosidade dos cientistas. Mais recentemente, um estudo publicado no periódico americano *Experimental and Therapeutic Medicine* comparou os efeitos da substância isolada na melhora da pressão arterial sistólica. Em média, os nutrientes do alho foram capazes de reduzir cerca de 8 a 10 mmHg dos níveis de pressão, ou seja, estima-se que o consumo regular do alimento seja capaz de diminuir eventos cardiovasculares como ataques cardíacos, doenças arteriais, acidentes vasculares cerebrais (AVCs), entre outros.

Duas revisões de estudos, uma assinada por pesquisadores americanos da Universidade de Connecticut e a outra por cientistas australianos da Universidade Adelaide, comprovaram esse benefício, uma vez que o alho tem o poder de reduzir a pressão arterial por meio do estímulo na dilatação das artérias.

Por fim, uma outra pesquisa feita por cientistas da cidade de Kagoshima, no Japão, demonstrou que administrar um suplemento de alho com cerca de 300 mg por dia durante 12 semanas pode reduzir significativamente a pressão arterial em pacientes já diagnosticados com uma hipertensão leve.

Para o controle da pressão, prepare um coquetel matutino com dois dentes de alho, um pedaço de gengibre e um copo de suco de laranja. Basta bater os ingredientes e tomar pela manhã.

COMBATE À ATEROSCLEROSE

E não é somente a pressão arterial que se beneficia dos nutrientes contidos no alho. Uma outra importante pesquisa publicada pelo jornal *Vascular Pharmacology* revelou que os efeitos sinérgicos dos fitoquímicos presentes em um dente de alho são capazes de reduzir o risco de outros problemas cardíacos que envolvem diretamente a saúde circulatória e vascular.

Por exemplo, o alho tem um papel potencial na prevenção e tratamento da aterosclerose e da inflamação vascular, evitando o estresse oxidativo e ações inflamatórias que desencadeiam essas condições. O alimento também é fonte de isoflavonoides, substâncias capazes de bloquear a progressão da aterosclerose em até 1,5 vez em mulheres na pós-menopausa em doses administradas, segundo o estudo.

CONTRA AS VARIZES

Além do alho, outros alimentos ajudam a regular os níveis de colesterol bom no organismo, como o azeite, o chá verde e o chocolate amargo.

Outro benefício que pode ser associado aos efeitos fitoquímicos presentes no alho é a prevenção de sintomas relacionados às varizes, como inchaço e dores. Um estudo postado pelo veículo científico *International Journal of Scientific Research* comparou os efeitos do alimento junto aos do azeite de oliva e da laranja na prevenção das veias com varizes. Como resultado, o consumo desse grupo alimentar foi capaz de diminuir os sintomas inflamatórios ligados à circulação, contribuindo para evitar o risco de obstrução das veias e das varizes mais aparentes.

PREVENÇÃO DE INFARTOS

Há décadas, os suplementos de alho têm sido indicados para doenças cardiovasculares. O principal motivo aparente é que seus compostos diminuem a formação das placas de ateroma, aquelas que se grudam nas paredes das artérias e, com o tempo, podem interromper o fluxo de sangue para o cérebro ou o coração.

Por isso, cientistas do Instituto de Pesquisas Biomédicas de Los Angeles, nos EUA, analisaram os efeitos de um deles em pacientes com a chamada síndrome metabólica. Após um ano, os usuários do suplemento apresentaram 80% menos placas de gorduras no sangue que os participantes que tomaram placebo.

Outro estudo, publicado no *Journal of Dietary Supplements,* apontou que o consumo de 100 mg de

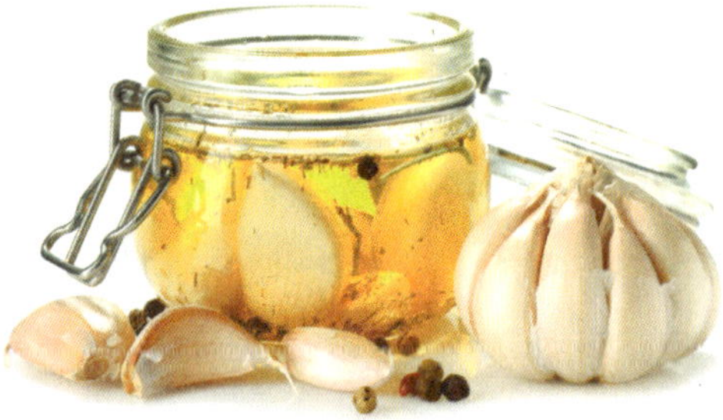

alho cru esmagado, duas vezes ao dia, durante quatro semanas, também foi capaz de diminuir significativamente vários fatores de risco da síndrome metabólica, incluindo o controle da pressão arterial.

Além disso, os suplementos à base de alho mostraram-se eficazes para elevar os níveis do colesterol HDL, que é conhecido popularmente como o "colesterol bom", sendo considerado um importante efeito cardioprotetor para prevenir infartos.

POTENCIAL ANTIOXIDANTE

A alicina ainda integra um seleto time de compostos que, mesmo estando presentes em doses mínimas nos alimentos, interrompem transformações químicas nocivas no organismo humano.

Os fitoquímicos atuam nas células, evitando sua ferrugem, daí o nome de antioxidantes. Sua presença também impede a degradação do colesterol LDL, conhecido popularmente como "colesterol ruim", que é a causa das temíveis placas nas artérias.

Fora o alho, a lista de alimentos ricos em antioxidantes abrange outros aliados do coração, como tomate, uva vermelha, chá verde, chocolate amargo e azeite de oliva, que não podem faltar na sua mesa.

EFEITO ANTICOAGULANTE

Não à toa, algumas pessoas chamam o alho pelo apelido de "aspirina vegetal", uma vez que basta um dente do alimento para trazer benefícios à saúde. Um deles,

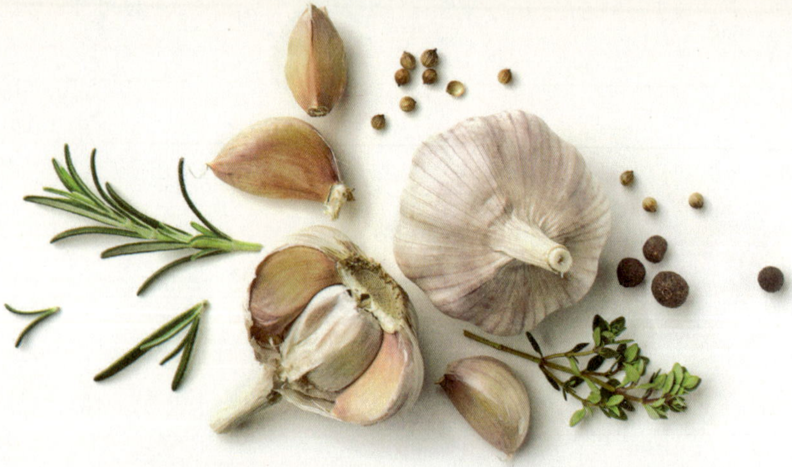

em específico, é a capacidade de diminuir a coagulação sanguínea. Isso porque os fitoquímicos presentes no ingrediente tornam menos provável o fenômeno da agregação das plaquetas sanguíneas. Como resultado, o sangue se torna bem mais fino e viscoso, evitando a formação dos coágulos mais espessos na corrente sanguínea, que podem provocar um infarto cardíaco.

A presença elevada de coágulos também pode causar a trombose, uma doença em que a circulação do sangue fica comprometida. O acúmulo pode estar relacionado ainda com um risco maior de acidente vascular cerebral (AVC) e embolias pulmonares.

FONTE DE POTÁSSIO

Além da alicina, outra substância abundante no alho e que pode auxiliar na proteção cardiovascular é o potássio. Geralmente, o consumo desse mineral está relacionado com a prevenção de câimbras, e alimentos como a banana e o pêssego costumam ser recomendados para esse fim. Mas, no caso do alho, é o benefício cardíaco que o nutriente traz que se sobressai.

Isso porque o potássio também ajuda a modular as funções do sistema imunológico, além de participar diretamente da produção dos leucócitos, células de defesa importantes para o organismo e que se locomovem por todo o nosso sistema circulatório. O potássio ainda atua no sistema nervoso central, sendo responsável por inibir ou ativar centros do cérebro capazes de dar comandos para produção hormonal.

ABSORÇÃO DE FERRO

Outro nutriente essencial para a saúde circulatória, sem dúvidas, é o ferro. Só que, nesse caso, as quantidades presentes no alho não parecem ser tão notórias quanto de outras substâncias. Mesmo assim, o alimento é rico em outra vitamina capaz de ajudar na melhor absorção do mineral: a vitamina C.

É por esse motivo que o alho combina bem com carnes, frangos, peixes e folhas verde-escuras, uma vez que sua alta quantidade de vitaminas permite que o corpo absorva mais ferro desses outros alimentos.

A vitamina C faz parte da produção da hemoglobina e mioglobina, responsáveis por fazer o transporte e garantir uma reserva de oxigênio para os músculos, incluindo o mais importante deles, que é o coração.

SUPLEMENTO X ALIMENTO

Para quem tem intolerância à ingestão do alho cru no dia a dia, as cápsulas podem ser uma boa alternativa para obter os nutrientes e benefícios citados. A Agência Nacional de Vigilância Sanitária (Anvisa) indica as cápsulas de alho como tratamento coadjuvante de hipertensão (pressão alta) moderada e na prevenção de problemas cardiovasculares.

Mas atenção: pessoas que sofrem de hipotensão (pressão baixa) precisam ser cautelosas com o uso da substância, justamente por ela induzir à queda de pressão. Recomenda-se ainda a não utilização de suplementos de alho pelas gestantes, lactantes, crianças com idade inferior a 4 anos e durante o pré e o pós -operatório, devido a seu efeito anticoagulante.

Vale ressaltar ainda que os estudos experimentais e clínicos realizados até agora para investigar os reais efeitos do alho no organismo ainda são escassos e, portanto, há uma dificuldade por parte dos especialistas de orientar a dose correta desse tipo de suplemento. O ideal é ingerir somente sob orientação médica.

Se o forte odor é um problema para usar a hortaliça na culinária do dia a dia, experimente outra versão: ¼ de colher de chá de alho desidratado equivale a 1 dente fresco.

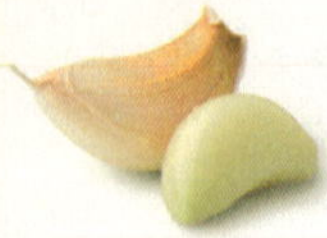

CONFIRA OS NUTRIENTES

Calorias	121 kcal
Proteínas	5,7 g
Lipídios	0,2 g
Fibras dietéticas	3,19 g
Ferro	0,81 mg
Potássio	541 mg
Cálcio	13,7 mg
Fósforo	150 mg
Magnésio	21,5 mg
Sódio	5,43 mg
Zinco	0,83 mg
Vitamina C	24,8 mg

*VALOR EM 100G DO ALIMENTO CRU / FONTE: TABELA TBCA

Alho sem cheiro existe?

Como se sabe, o principal entrave ao consumo do alho é seu odor forte que causa halitose. Por isso, existem experimentos científicos para a produção de alho desodorizado, o chamado “"alho free”, que não compromete suas propriedades nutritivas e terapêuticas.

O processo de desodorização do alho vem de longa data e seu sucesso é relativo, porque não garante a preservação do sabor. O primeiro “alho free” nacional foi desenvolvido no estado de Santa Catarina e levou 12 anos para ser finalmente concluído.

Para que isso fosse possível, foi feito um processo de desodorização físico, sem uso de resíduos químicos ou contato manual com o produto. Depois, o alimento é testado e analisado pelo Instituto de Pesquisas Tecnológicas da Furb (Fundação Universitária da Região de Blumenau), para atestar o produto. Uma vez que ele é aprovado, pode ser obtido pelo consumidor.

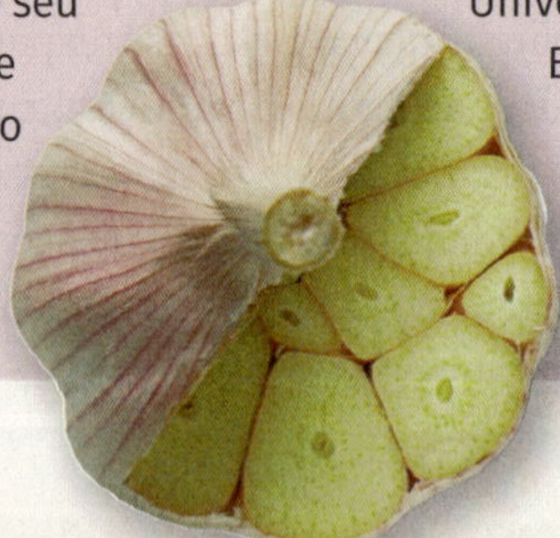

Para usar todos os dias

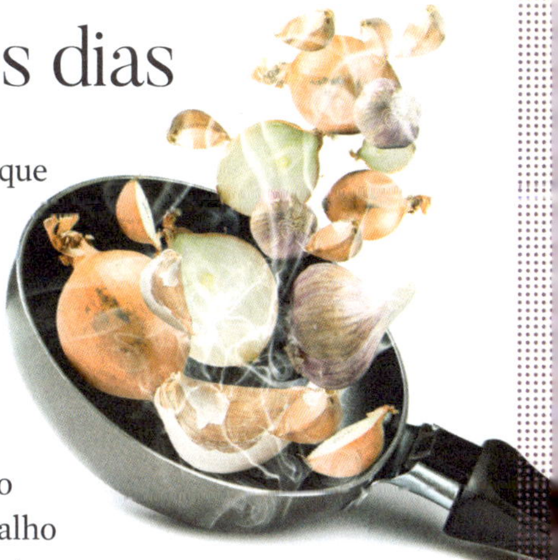

Sabe aquele aroma inconfundível que exala da cozinha na hora do almoço? Não tem segredo: é um refogado de alho e cebola, usado pelos cozinheiros mais experientes para preparar o arroz, temperar o feijão e em tantas outras receitas.

Por isso, na hora de comprar, é muito importante saber como escolher um alho ideal para o seu preparo do dia. Na próxima vez em que for ao mercado, observe se ele possui casca brilhante, seca, firme, lisa e sem machucados ou manchas. Entre bulbos de mesmo tamanho, escolha os mais pesados. Evite os brotados, com feridas, áreas amolecidas e mofo. Dentes soltos tendem a estragar com mais facilidade do que quando presos nos bulbos. Note também a safra do alimento. Um alho de boa qualidade e melhores preços estará disponível nos meses de agosto até novembro.

ATENÇÃO COM O REFOGADO

Altas temperaturas acabam com os fitoquímicos, ou seja, os compostos benéficos do alho. Por isso, se não der para consumi-lo cru, saiba que, quanto menor o tempo de cozimento, melhor.

Nessas situações, sugere-se não fritar, mas acrescentar o alimento ao final da preparação, para que não haja perda de suas propriedades, uma vez que os compostos ativos do alho se perdem com o calor. Outra recomendação é picar, ou amassar, e deixar descansar por cerca de dez minutos antes de temperar as preparações, como saladas, molhos e até as receitas prontas que levam o condimento refogado.

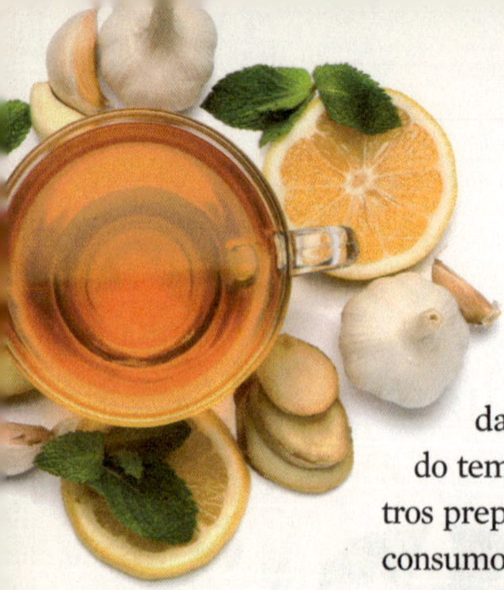

Isso fará com que as propriedades do ingrediente permaneçam intactas. Mas, se alguém da sua família não está acostumado com o sabor do tempero, juntar dentes inteiros em assados e outros preparos pode ser uma alternativa para facilitar o consumo. Quando cozido, o sabor fica mais suave e, portanto, mais agradável para paladares mais sensíveis.

DO CAFÉ DA MANHÃ AO JANTAR

A versatilidade do alho permite que esse alimento seja consumido a qualquer hora do dia. Durante o período da manhã, tente usá-lo no preparo de chás ou de receitas leves. A omelete é um clássico que pode ganhar o acompanhamento do tempero sem grandes impactos no sabor final do prato.

No almoço e no jantar, o alho vai bem como tempero ou como acompanhamento de carnes assadas, peixes, massas, saladas e sopas. Ele pode ser usado inteiro, amassado ou em lâminas, dependendo da intensidade de aroma e sabor que se queira dar ao prato.

Para o lanche da tarde, o ingrediente pode ser usado no preparo de bolinhos, pães, patês e manteigas saborizadas. Use associado a outras ervas, assim você aproveita os benefícios terapêuticos de verdes como salsinha, cebolinha, manjericão e alecrim.

CORTE COMO PREFERIR

O uso de espremedor é a forma mais comum de esmagar o dente de alho no dia a dia, uma vez que o aparato permite que todo o sulco seja aproveitado, sem precisar de muita força para extraí-lo. Porém, se preferir, também dá para amassá-lo com a faca, pressionando-se a lâmina na parte mais larga do dente. Agora, para quem quiser picar o alimento, basta descascar os dentes e cortá-los em tiras, no sentido do comprimento. Em seguida, fatie na largura, fazendo movimentos de balanço com a faca.

TIRE O MAU ODOR

O que muitas vezes incomoda as pessoas na hora de usar o alho é, sem dúvidas, o mau cheiro que a alicina libera. Mas, para não deixar que ele prevaleça ao longo do dia, é importante seguir algumas dicas. A primeira, e mais importante, é deixar a mão embaixo da torneira com água corrente por alguns segundos, sem esfregar, para o alho sair. Depois disso, lave normalmente com água e sabão. Se esfregar logo, o alho penetra nos poros e fica mais difícil eliminar o odor. Também vale esfregar um punhado de sal fino nas mãos e entre os dedos. Depois é só enxaguar.

Se preferir, coloque um pouco de água fria numa tigela e bastante vinagre branco. Disponha as mãos no recipiente, esfregue bem e depois enxágue. O cheiro também sairá. Por fim, existe ainda quem acredite que o odor só saia com o uso de aço inox. Nesse caso, esfregue os dedos ou a mão em aço inox, ou seja, passe a lâmina de uma colher ou o fundo de uma tigela com esse material entre os dedos e na palma da mão.

LIVRE-SE DO BAFO

Depois de consumir uma grande quantidade de alho em refeições ou *in natura*, qualquer pessoa poderá ter mau hálito. Aliás, tudo aquilo que a pessoa excretar, como o suor, também vai cheirar alho. Caso a quantidade consumida tenha sido exagerada, o muco, a secreção vaginal, a caspa e até a cera dos ouvidos terão o cheiro.

Mas alguns truques podem ajudar a se livrar dessa situação. A dica principal é tomar leite! O "antídoto" foi divulgado por pesquisadores da Universidade Estadual de Ohio, nos EUA, depois de analisarem voluntários que ingeriram dentes de alho crus e cozidos e beberam leite. Os cientistas constataram que 200 ml (1 copo) de leite integral diminuem em 50% as concentrações de sulfetos, que não são absorvidos na digestão e são liberados do corpo por meio do hálito e do suor.

Para potencializar a ação antibiótica do alho, amasse os dentes antes de preparar as receitas, assim todos os óleos essenciais são ativados e a ação terapêutica é maior.

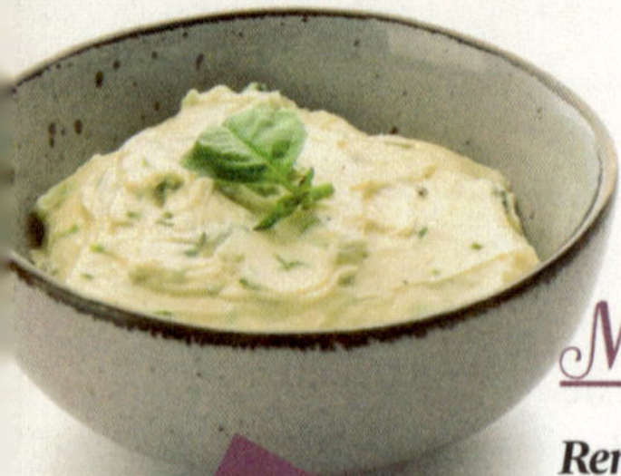

DICA

Congele a manteiga em forma de gelo e retire apenas a porção que for usar no dia

Manteiga aromatizada com alho

Rendimento: 20 colheres (sopa)
Tempo de preparo: 30 minutos

INGREDIENTES

- 200 g de manteiga amolecida
- 1 dente de alho picado
- 1 cebola chalota picada
- Suco de ½ limão
- Salsa picada a gosto
- Alecrim picado a gosto
- Manjericão picado a gosto
- Sal a gosto

MODO DE PREPARO

1. Misture todos os ingredientes. **2.** Separe um pedaço de filme plástico e, no centro, coloque a manteiga aromatizada. Enrole e feche nas pontas. **3.** Conserve em congelador. Pode ser servida com pães, torradas ou como acompanhamento de carnes.

Chá anti-inflamatório

Rendimento: 3 xícaras
Tempo de preparo: 20 minutos

INGREDIENTES

- 1 punhado de malva
- 1 punhado de tanchagem
- 1 punhado de manjericão picado
- 6 dentes de alho picados
- ¼ de cebola em pedaços pequenos
- 1 limão-galego cortado, com a casca
- 3 xíc. (chá) de água
- Mel a gosto

MODO DE PREPARO

1. Em uma caneca, ferva todos os ingredientes rapidamente, menos o limão. **2.** Despeje o conteúdo ainda quente em uma vasilha sobre o limão cortado em rodelas. **3.** Deixe descansar por cerca de 10 minutos e coe. **4.** Para obter todos os benefícios, beba uma xícara desse chá três ou quatro vezes ao dia.

Shot de eucalipto com alho

***Rendimento:* 2 copos**
***Tempo de preparo:* 20 minutos**

INGREDIENTES

- 6 folhas de eucalipto
- 4 dentes de alho
- 1 pedaço de gengibre
- 2 copos de água
- Mel a gosto

MODO DE PREPARO

1. Pique os dentes de alho e o gengibre. **2.** Coloque-os com as folhas de eucalipto em água fervente e deixe descansar por 5 minutos. **3.** Adoce com o mel. **4.** Tome uma xícara dessa bebida morna de três em três horas.

Suco expectorante

***Rendimento:* 4 doses**
***Tempo de preparo:* 15 minutos**

INGREDIENTES

- 4 dentes de alho descascados
- 3 limões
- 30 gotas de própolis
- Mel a gosto

MODO DE PREPARO

1. Bata no liquidificador os ingredientes e adoce com mel. **2.** Divida a preparação em quatro doses e tome ao longo do dia, uma dose por vez.

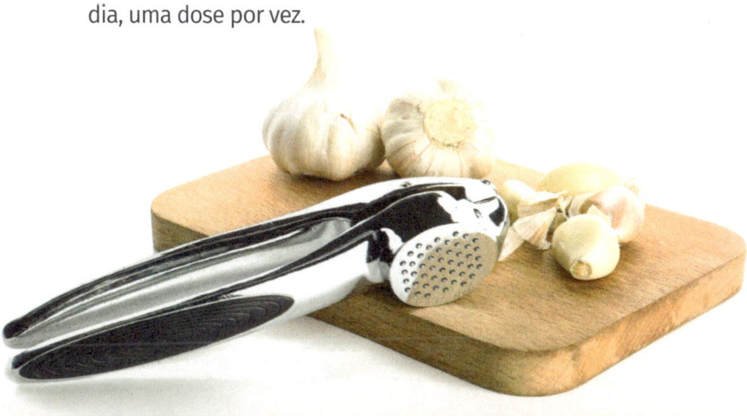

Banana para o coração

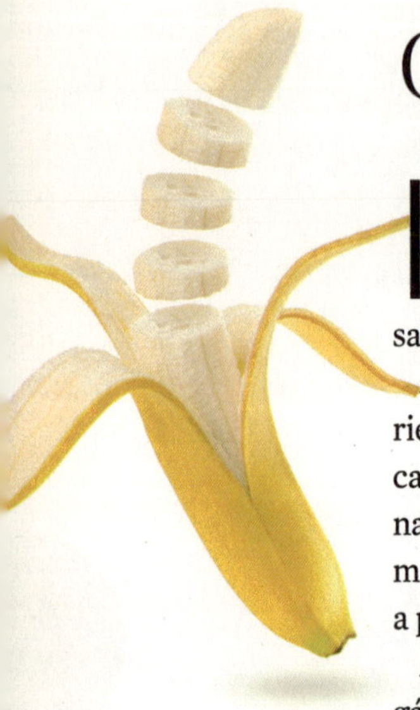

Indispensável no preparo de vitaminas e de saladas de frutas, a banana é uma fruta versátil, que pode compor não só sobremesas como também preparos salgados no dia a dia dos brasileiros.

Ao redor do mundo, existem mais de mil tipos e variedades de bananas, mas no Brasil algumas se destacam. Para montar doces, as mais conhecidas incluem a nanica, a prata, a maçã e a ouro. Já em pratos salgados, muita gente prefere consumir a banana-da-terra ou a pacovã, mais comum nas regiões Norte e Nordeste.

Além de toda a pluralidade da fruta à mesa, é inegável que ela é fonte de diversos nutrientes para a saúde, auxiliando nos cuidados preventivos do organismo, especialmente quando o assunto é o coração.

NUTRIENTE PROTETOR

O grande trunfo da banana é, sem dúvidas, um mineral encontrado em uma grande quantidade na fruta: o potássio. Esse nutriente faz com que o coração continue bombeando ao longo do dia, além de auxiliar na filtração do sangue necessário para o órgão.

De acordo com um estudo feito pelo Amsterdam University Medical Centers, na Holanda, o potássio também tem um papel importante no funcionamento do cérebro, ajudando a manter os neurônios protegidos de eventuais danos.

A falta de potássio no corpo humano pode ainda causar problemas à saúde cardiovascular, como por exemplo calcificação das artérias, rigidez da aorta e alterações nos batimentos cardíacos.

MENOS SÓDIO, MAIS POTÁSSIO

Outra vantagem oferecida pelo potássio é a sua relação com o adequado controle da pressão arterial. Isso se deve ao potencial desse nutriente para a eliminação de outro que, em grande quantidade, pode ser muito danoso ao organismo: o sódio. Uma dieta mais rica em potássio faz com que o corpo comece a excretar mais sódio por meio da urina, o que, consequentemente, diminui o risco de hipertensão e colabora para evitar o inchaço no organismo.

Uma pesquisa feita no Reino Unido pelo instituto EPIC-Norfolk revelou que mulheres que seguiram uma alimentação com mais fontes biodisponíveis de potássio, como banana e outras frutas, e que recusavam ultraprocessados ricos em sódio tinham uma pressão arterial bem mais regulada.

CIRCULAÇÃO VENOSA

Para quem teme o risco de varizes devido à má circulação nas veias, eis outro benefício do potássio. Uma análise publicada no *International Journal of Current Advanced Research* comparou como a prática de ioga junto a uma dieta rica em potássio atuaria na prevenção de doenças intravenosas.

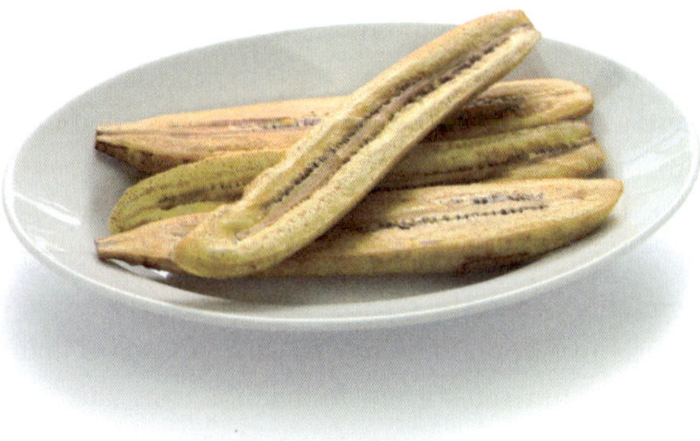

A banana normalmente é consumida *in natura*, mas uma boa pedida também é consumi-la assada com mel e canela, deixando-a por um minuto no micro-ondas.

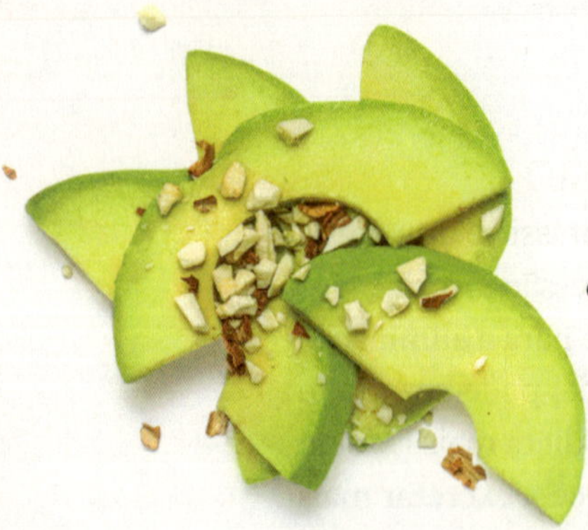

Como resultado, o grupo de pessoas que optou por realizar exercícios de ioga e que consumiu alimentos como a banana, além de nozes, abacate, lentilha e vegetais folhosos ricos em potássio, conseguiu diminuir o risco do surgimento de varizes em comparação a indivíduos que não seguiram esse padrão no estilo de vida.

Porém, é importante ressaltar que tais hábitos alimentares, ainda que constantes, não trarão necessariamente o mesmo efeito terapêutico para todos, e que é fundamental sempre seguir uma dieta balanceada com supervisão de um nutricionista para quem busca evitar problemas de circulação sanguínea.

BANANA CONTRA O AVC

Com o intuito de entender a relação entre o consumo de bananas e a saúde do cérebro, considerando-se um possível efeito protetor, médicos da UC San Diego School of Medicine, nos EUA, avaliaram toda a trajetória dos nutrientes da fruta em voluntários selecionados e que tinham um alto risco de sofrer um acidente vascular cerebral (AVC) pelos próximos meses. Durante a análise, eles identificaram que certos nutrientes da fruta, com destaque para o potássio e as vitaminas do complexo B, foram capazes de diminuir em até 40% o risco de essas pessoas sofrerem um AVC.

Abacate, nozes, lentilha e vegetais folhosos também são ricos em potássio e seu consumo frequente pode ajudar a diminuir o surgimento de varizes.

A verdadeira causa dessa relação entre a ingestão do alimento e seu efeito protetor ainda está sob análise criteriosa dos cientistas, mas o que mais os surpreendeu foi que essa proteção acumulada foi possível independentemente de outros fatores de risco. Ou seja, ela se mostrou eficaz mesmo em pessoas acima dos 60 anos, fumantes e em indivíduos com alto nível de colesterol, reforçando que a banana é, de fato, uma amiga e tanto também para a saúde do cérebro.

NUTRIÇÃO PARA AS ARTÉRIAS

O que as bananas e os abacates têm em comum? Além de serem frutas versáteis e deliciosas, elas também podem ajudar a proteger o endurecimento das artérias, o que, por sua vez, evita doenças como a aterosclerose.

De acordo com cientistas da Universidade do Alabama, em Birmingham (Reino Unido), o aumento dos níveis de potássio na dieta, presentes em ambas as frutas, se mostrou eficaz para prevenir complicações vasculares da aterosclerose, como a calcificação vascular.

FIBRAS EM AÇÃO

Por mais que o potássio seja o nutriente mais popular da banana, ele não é o único capaz de oferecer benefícios à saúde cardiovascular. As fibras prebióticas da fruta, por exemplo, também exercem um papel importante.

Uma pesquisa feita pelo *Journal of Chiropractic Medicine* revelou que a presença dessas fibras na dieta pode diminuir as concentrações de colesterol de lipoproteína de baixa densidade (LDL), o colesterol "ruim".

Para ampliar a quantidade de fibras solúveis na alimentação, experimente acrescentar um pouco de aveia ou de outro grão integral à banana durante o café da manhã ou lanche da tarde.

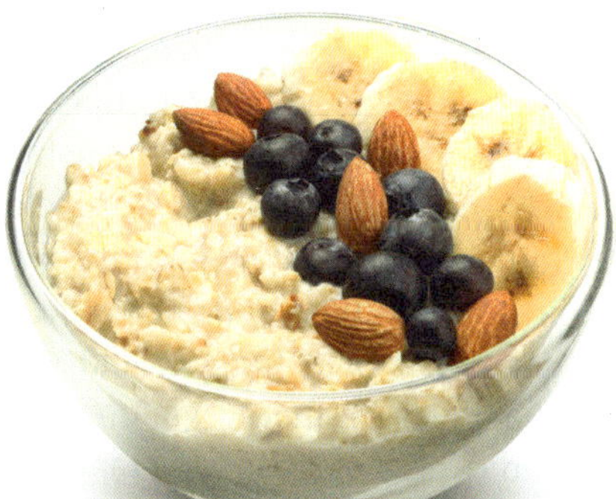

O potássio presente na banana também é conhecido pela prevenção das câimbras musculares e pela melhora da imunidade.

MAGNÉSIO EM DESTAQUE

O magnésio é outro elemento essencial para a saúde humana e, felizmente, é abundante em todos os tipos de banana encontrados nos mercados. Dados de um artigo científico publicado no periódico *Nutrients* revelam a relação desse mineral com a saúde do coração.

Segundo os pesquisadores, níveis mais elevados de magnésio circulante no organismo estão associados a um menor risco de doenças cardiovasculares em geral, mas, principalmente, de doença isquêmica do coração e doença coronariana. O mineral ainda atua para diminuir o risco de comorbidades associadas a esses problemas de saúde, tais como o diabetes, a obesidade e a síndrome metabólica.

Da fruta para o tronco

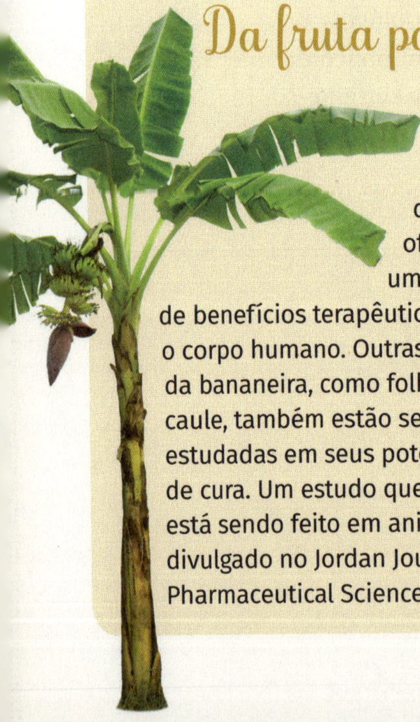

Não é somente a banana que oferece uma série de benefícios terapêuticos para o corpo humano. Outras partes da bananeira, como folhas e caule, também estão sendo estudadas em seus potenciais de cura. Um estudo que ainda está sendo feito em animais e divulgado no Jordan Journal of Pharmaceutical Sciences, por exemplo, mostrou que o extrato do caule da bananeira pode também trazer benefícios importantes para o sistema circulatório como um todo, incluindo o tratamento das varizes. Segundo os cientistas, esse tipo de caule tem um aspecto semelhante ao do palmito, e seus nutrientes possuem um potencial como agente hemostático, usado para estancar hemorragias. Por isso, seu uso teria também a capacidade de reduzir o sangramento e o tempo de coagulação sanguínea em pacientes com trombose.

CONHEÇA OS NUTRIENTES

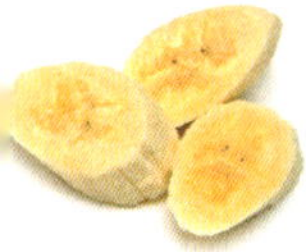

BANANA-NANICA

Calorias	91 kcal
Proteínas	1,32 g
Lipídios	0,21 g
Fibras dietéticas	1,70 g
Ferro	0,32 mg
Potássio	46 mg
Cálcio	3,15 mg
Fósforo	24,6 mg
Magnésio	25,6 mg
Sódio	---
Zinco	0,16 mg
Vitamina C	5,39 mg

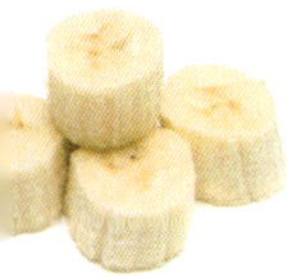

BANANA-PRATA

Calorias	107 kcal
Proteínas	1,11 g
Lipídios	0,28 g
Fibras dietéticas	1,95 g
Ferro	0,38 mg
Potássio	357 mg
Cálcio	6,18 mg
Fósforo	22,2 mg
Magnésio	29,2 mg
Sódio	---
Zinco	0,15 mg
Vitamina C	21,6 mg

*DADOS EM 100G DOS ALIMENTOS IN NATURA DE ACORDO COM A TBCA

Ideias para consumir mais a fruta

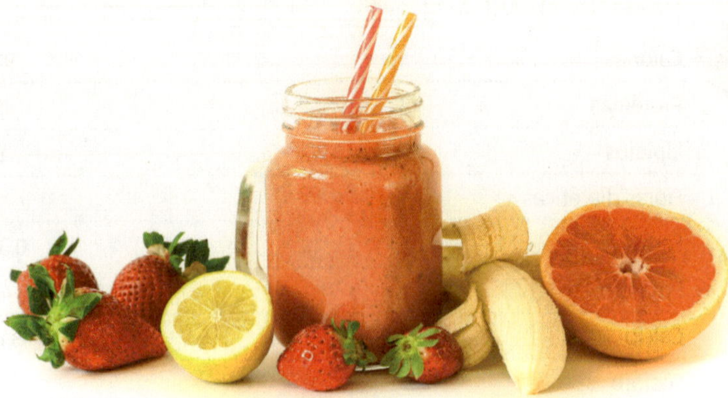

Do café da manhã até a ceia, não faltam opções para incluir a banana nas suas refeições. Entre as ideias para saboreá-la no começo do dia, a fruta combina com cereais, aveia, granola, müesli, panquecas ou mesmo *in natura*, amassada com o garfo e salpicada com canela. Para o almoço, experimente-a como acompanhamento do tradicional prato de arroz e feijão. Ou, se preferir, use a chamada biomassa de banana - que é vendida pronta para o consumo em lojas de produtos naturais - para incrementar seus preparos culinários, dando mais energia e disposição para o resto do dia.

Nas sobremesas, ela vai muito bem com pavês, bolos, tortas, saladas de frutas, mousses, cookies e muffins. Devido à sua consistência, também pode ser usada como base para o preparo de sorvetes caseiros. Na hora do jantar, experimente combinar com um peixe leve. A versão da-terra pode ser usada em farofas ou no preparo de massas específicas, como o nhoque.

SUCO DE BANANA EXISTE?

Por não possuir uma polpa líquida, é difícil encontrar um suco feito apenas com banana e água. Ainda assim, dá para aproveitar a fruta em outros drinques.

Acrescente o purê da fruta em uma limonada para dar um gostinho mais adocicado ao preparo azedo. Você também pode usar a banana para preencher vitaminas e smoothies, perfeitos para o café da manhã. Para isso, basta bater a banana com leite ou uma bebida vegetal e acrescentar outras frutas como maçã e mamão para um sabor delicioso.

RECEITAS FAMOSAS

A banana é o alimento-base de muitos preparos famosos pelo Brasil e no mundo. A começar pela queridinha das confeitarias na atualidade: a torta banoffee, que leva doce de leite, base amanteigada, chantilly e, claro, muita banana.

Em São Paulo, a banana à milanesa não pode faltar no tradicional virado à paulista, um prato que leva tutu de feijão, arroz, couve e carne de porco. No Amazonas, a fruta é a estrela do "X caboquinho", um sanduíche delicioso feito com banana-pacovã, queijo coalho e manteiga. Experimente fazer em casa.

Nos estados do Nordeste, a farofa de banana é muito apreciada junto da moqueca de peixe. E nas sobremesas, a cartola pernambucana é uma das mais queridas pela população, misturando canela, banana e queijo.

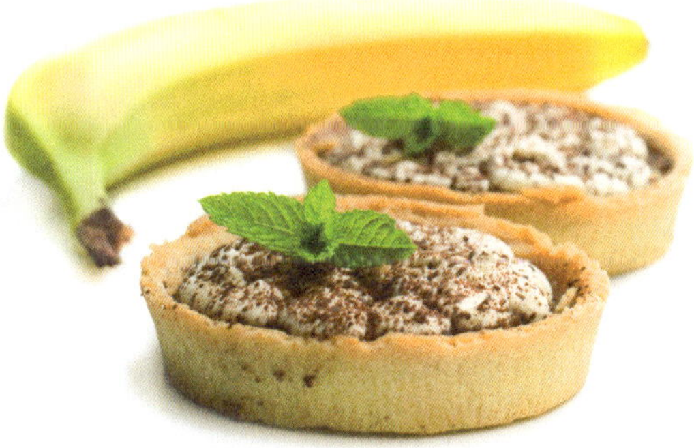

A casca da banana pode render doces, bolos e até mesmo simular a carne em receitas veganas.

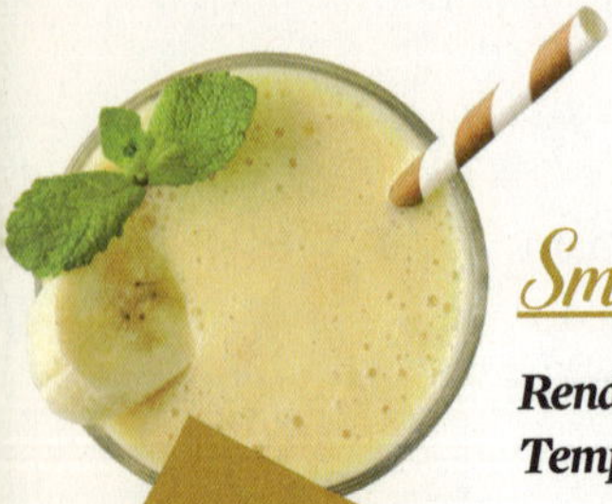

DICA
Adicione mamão, pera, abacate e até mesmo couve para agregar nutrientes

Smoothie energético

Rendimento: 1 copo
Tempo de preparo: 10 minutos

INGREDIENTES
- ½ banana
- ¼ de abacaxi
- 1 maçã
- 2 col. (sopa) de tahine
- 2 col. (sopa) de iogurte natural
- 1 col. (chá) de mel
- 5 cubos de gelo

MODO DE PREPARO
1. Corte o abacaxi e a maçã em pedaços pequenos. Bata no liquidificador com os demais ingredientes até ficar cremoso. 2. Beba em seguida.

Suco para recuperação rápida

Rendimento: 1 copo
Tempo de preparo: 10 minutos

INGREDIENTES
- ½ banana
- ¼ de abacaxi médio
- ½ talo de aipo
- 1 fatia grossa de pepino
- 1 maçã
- 1 lima sem casca
- ¼ de xícara de mirtilo
- 2 cubos de gelo

MODO DE PREPARO
1. Corte o abacaxi, o aipo, o pepino, a maçã e a lima em pedaços. 2. Bata tudo no liquidificador com os demais ingredientes até ficar cremoso.

Vitamina de uva com banana

Rendimento: 1 copo
Tempo de preparo: 10 minutos

INGREDIENTES

- 2 xícaras (chá) de suco de soja (sabor uva)
- 1 banana média picada
- 1 col. (sopa) de mel
- 4 cubos de gelo

MODO DE PREPARO

1. Coloque no liquidificador o suco de soja sabor uva, a banana, o mel e bata por 3 minutos. 2. Junte o gelo e bata por mais 3 minutos ou até ficar cremoso. 3. Coloque em um copo alto e sirva em seguida.

Suco de laranja e banana

Rendimento: 1 copo
Tempo de preparo: 10 minutos

INGREDIENTES

- Suco de 2 laranjas
- 1 banana
- 1 col. (sopa) de gergelim
- 1 col. (chá) de mel
- 5 cubos de gelo

MODO DE PREPARO

1. Bata todos os ingredientes no liquidificador e sirva a seguir.
2. Se preferir, pode acrescentar água para tornar a mistura mais líquida.

Canela e gengibre: proteção cardíaca

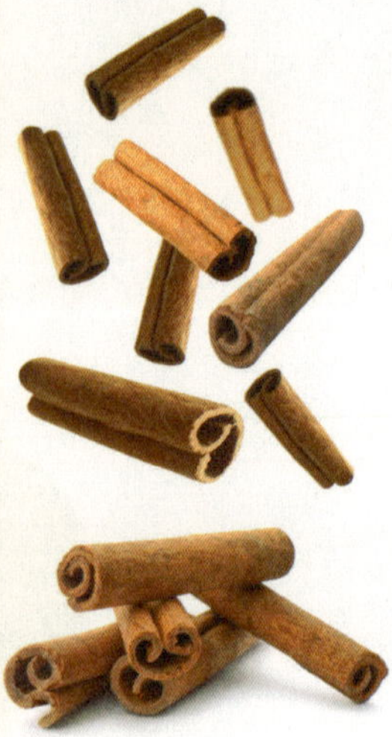

Provavelmente esses dois ingredientes podem ser encontrados agora mesmo, na cozinha da sua casa: canela e gengibre. Mas até pouco tempo atrás seria difícil juntarmos essa dupla em um só lugar. A primeira veio do Antigo Egito e já foi considerada mais rara do que ouro, enquanto o segundo surgiu no Oriente, onde os chineses descobriram sua importância na culinária e na medicina.

Apesar de terem surgido em partes diferentes do globo, essas duas especiarias têm algo em comum: aceleram o metabolismo. Por conta disso, elas são classificadas em um grupo conhecido como alimentos termogênicos, que ainda incluem outras especiarias, frutas e ervas, como a pimenta, o mate e o guaraná.

Em geral, os alimentos termogênicos são aqueles que fazem o organismo consumir mais energia e gerar mais termogênese. Incluí-los na dieta pode ser uma opção viável para quem quer produzir um gasto energético com mais eficiência, mas, além disso, eles podem ser fundamentais também para quem busca uma maior proteção cardíaca.

DA ÁSIA PARA O BRASIL

O gengibre tem origem em três locais diferentes da Ásia: China, Indonésia e Índia. Ele se popularizou ao redor do mundo a partir da época das Cruzadas, quando foi parar na Europa. A chegada ao Brasil aconteceu graças à vinda dos portugueses. No Norte do país, o rizoma também é conhecido por outro nome: mangarataia.

O alimento é um aliado bastante nutritivo e importante na prevenção de doenças. Ele é riquíssimo em proteínas, vitaminas C, B3 e B6, cálcio, ferro, selênio e zinco. Em alguns lugares da Ásia, por exemplo, o gengibre pode ser utilizado em sua forma medicinal, contra resfriados, gripes, diarreias, náuseas, vômito, dores de cabeça e irritações no estômago.

Outro fator que intensifica os benefícios do rizoma é sua reconhecida ação anti-inflamatória em doenças cardiovasculares.

UMA PITADA DE NUTRIENTES

A canela, por sua vez, vem de dentro do tronco de uma árvore. A origem exata é incerta, alguns acreditam que seja do Egito, outros do Sri Lanka. A especiaria foi muito usada para levantar o ânimo dos orientais durante um longo período no passado.

É rica em cálcio, cromo, sacarose, tanino e aldeído cinâmico. Podendo aromatizar chás, cafés, chocolates e sobremesas, esse termogênico possui propriedades adstringentes, digestivas, estimulantes e vasodilatadoras.

Estudos apontam que seu consumo pode estar vinculado ao combate à hipertensão arterial, fadiga, depressão e problemas no sistema respiratório e digestório.

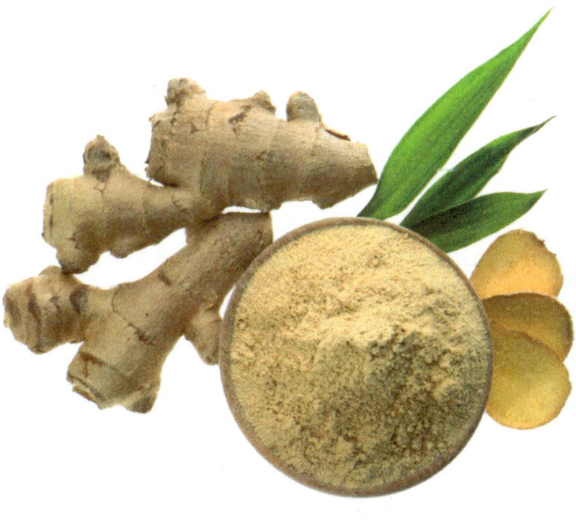

O gengibre combate dores musculares, artrite reumatoide, enxaquecas, enjoos e problemas circulatórios.

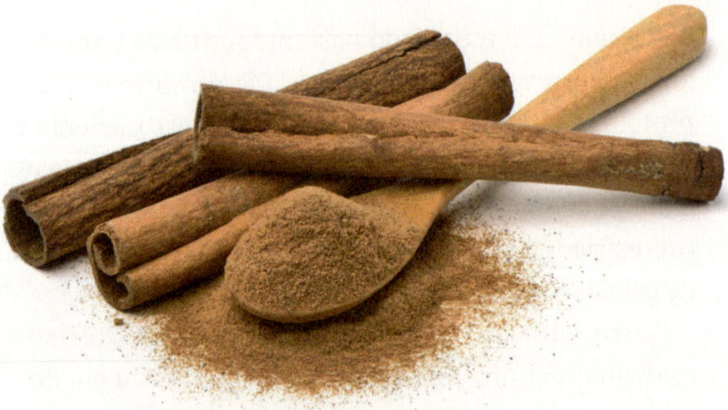

COMBATE AS VARIZES

Entre os alimentos funcionais mais indicados por profissionais da medicina integrativa para combater vasinhos, varizes e até prevenir a trombose venosa profunda (TVP) está o gengibre. Isso porque o condimento possui uma enzima que ajuda a dissolver a fibrina, uma proteína envolvida na coagulação do sangue. Além de importante para a formação dos trombos, essa substância também provoca o endurecimento das veias varicosas.

Dados de um estudo feito em animais e publicado no *Indian Journal of Pharmacy* também comprovaram os efeitos benéficos do óleo de gengibre na melhora de fatores ligados às varizes, como a insuficiência venosa.

A canela é rica em polifenóis do tipo MHCP, que ajudam a controlar a taxa de glicose no corpo, sendo indicada para pacientes diabéticos.

AÇÃO CIRCULATÓRIA

Não somente o gengibre se mostrou um possível aliado no combate às varizes, mas também a canela. Uma pesquisa feita pelo periódico *Journal of Drug Delivery and Therapeutics* avaliou o uso de diversas ervas e especiarias para identificar seus benefícios na prevenção de doenças circulatórias.

Como resultado, a canela foi apontada como uma das mais promissoras, uma vez que possui ação estimulante e anti-hemorrágica, além de ser útil como um antibacteriano e antifúngico para prevenir infecções decorrentes da má circulação.

O PAPEL DOS TANINOS

Sabe aquele sabor mais adstringente que a canela possui? Além dela, frutas como uvas e maçãs também podem ter esse gosto mais amargo e exótico em alguns casos. O principal motivo é a presença de uma substância que altera o sabor e, ao mesmo tempo, defende a planta de possíveis invasores: o tanino.

Ele é um mecanismo presente em folhas e frutos, especialmente aqueles que não estão maduros o suficiente para serem consumidos. Sua presença pode beneficiar o coração e as artérias, mas não deve ser consumido em excesso, pois pode inibir a absorção de proteínas e até mesmo de alguns minerais importantes pelo corpo.

O CORAÇÃO AGRADECE

Em relação à saúde do coração, um estudo de revisão feito pela Royal Society of Chemistry enumerou diversas ligações benéficas entre o consumo da canela e o combate a doenças cardiovasculares comuns. Por exemplo, os cientistas observaram que a especiaria auxilia na proteção dos tecidos orgânicos que envolvem o músculo mais importante do corpo, além de regular a resposta imune do organismo, reduzir os níveis de lipídios no sangue e trazer propriedades antioxidantes e anti-inflamatórias.

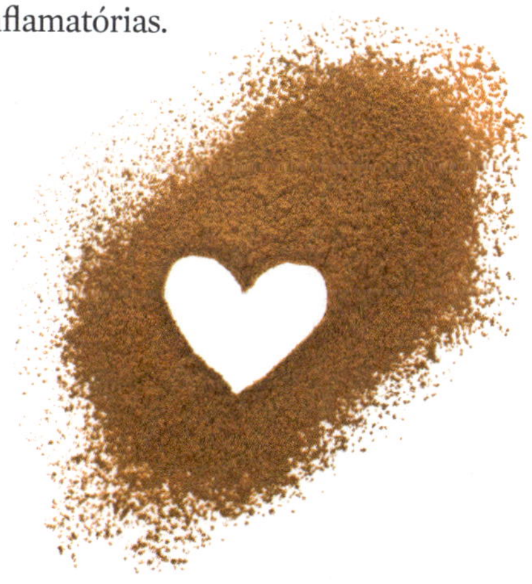

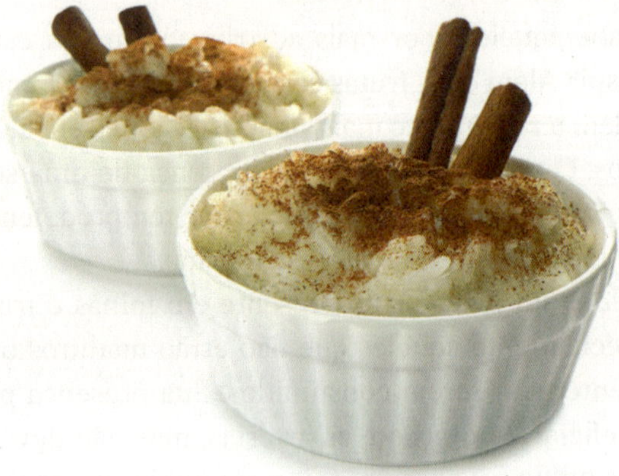

Uma pitada de canela nas refeições ainda é capaz de reprimir a atividade plaquetária e prevenir a formação de trombose. Além disso, evidências mais recentes estabeleceram que a canela melhora o diabetes, um fator de risco crucial para doenças cardiovasculares, aumentando a sensibilidade à insulina e a regulação da glicose.

E QUANTO AO GENGIBRE?

O gengibre não fica pra trás quando o assunto é proteger o coração. Já foi comprovado cientificamente que a ação do rizoma também é bem-vinda para evitar o risco de outras condições relacionadas à saúde cardiovascular além das varizes, como a incidência de infarto e de acidente vascular cerebral (AVC).

Há também evidências de que a canela tem ação na redução do colesterol ruim e melhora o funcionamento da tireoide.

Uma pesquisa publicada pelo veículo científico *Current Molecular Pharmacology* revelou ainda que o gingerol, substância presente no gengibre, possui efeitos cardioprotetores que contribuem com ações anti-hipertensivas, antiplaquetárias e capazes de prevenir lipedemas.

No livro *Current Topics in Functional Food*, também é demonstrado que o gengibre pode controlar ou melhorar alguns fatores de risco cardiovascular, como níveis de colesterol e a aterosclerose.

REGULADOR DA PRESSÃO

Para quem busca ajustar os níveis da pressão arterial, as especiarias termogênicas podem auxiliar nesse processo. Uma análise feita pela equipe de especialistas do *Phytotherapy Research* evidenciou, por exemplo, que o consumo de gengibre tem efeitos favoráveis na redução da pressão arterial.

Em relação à canela, um estudo feito no Irã e publicado no periódico *Avicena Journal Phytomedicine* revelou que uma suplementação de canela de 1,5 g por dia, feita com acompanhamento médico, pode aumentar o colesterol HDL, que é conhecido como o colesterol bom, e diminuir os níveis de pressão arterial.

Além disso, a vitamina B6 é outro nutriente presente em boas doses no gengibre. Essa substância tem como uma de suas funções controlar a pressão arterial, podendo causar inchaço se não estiver regulada.

A vitamina também participa da multiplicação e da produção das hemácias e das células do sistema imunológico. Além do gengibre, esse nutriente pode ser encontrado em peixes, nozes, semente de girassol, gérmen de trigo, milho, banana e melão.

Cheio de minerais

O gengibre ainda é fonte de potássio, mineral que tem uma função vital no metabolismo. Ele atua no balanço e na distribuição da água no organismo, age no relaxamento muscular, participa dos processos de regulação das atividades neuromusculares e, com o sódio, mantém o coração funcionando regularmente.

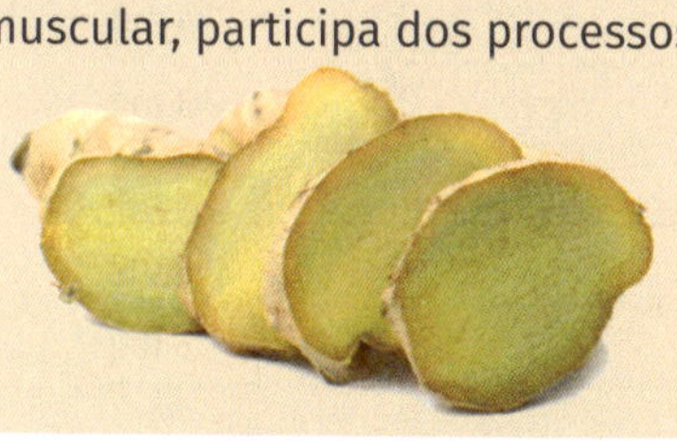

As especiarias ainda são ricas em magnésio, mineral que colabora diretamente na regulação dos níveis da pressão arterial do organismo e de cobre, um elemento responsável pela síntese de hemoglobina no corpo, atuando na construção de tecidos.

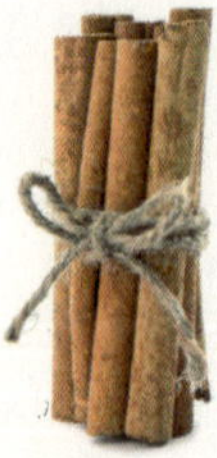

TABELA DE NUTRIENTES CANELA

Calorias	243 kcal
Proteínas	3,99 g
Lipídios	1,24 g
Fibras dietéticas	53,1 g
Ferro	8,32 mg
Potássio	431 mg
Cálcio	1002 mg
Fósforo	64 mg
Magnésio	60 mg
Sódio	10 mg
Zinco	1,83 mg
Vitamina C	3,8 mg

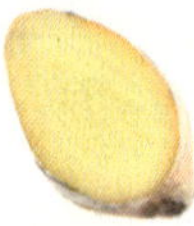

O QUE EXISTE NO GENGIBRE

Calorias	81 kcal
Proteínas	1,82 g
Lipídios	0,75 g
Fibras dietéticas	2 g
Ferro	0,6 mg
Potássio	415 mg
Cálcio	16 mg
Fósforo	34 mg
Magnésio	43 mg
Sódio	13 mg
Zinco	0,34 mg
Vitamina C	5 mg

*DADOS EM 100G DOS ALIMENTOS IN NATURA DE ACORDO COM A TBCA

Como incluir os termogênicos na rotina

O gengibre pode ser utilizado no preparo de chás e, ralado, cai bem em sucos desintoxicantes, saladas, doces e também como tempero de carnes. No entanto, dê sempre preferência ao alimento fresco.

Uma opção viável para usá-lo mais vezes nas refeições é ralá-lo e guardá-lo em um vasilhame, para ser adicionado já na hora dos preparos.

Para quem prefere consumi-lo *in natura*, basta ralar o gengibre e colocar uma colher (sobremesa) em 50 ml de água. Ferva e deixe em infusão por dez minutos. Faça e tome esse líquido sempre 30 minutos antes do almoço e 30 minutos antes do jantar.

CONSERVAR É PRECISO

E se você pensa que fazer uma conserva de gengibre em casa é difícil, melhor rever seus conceitos. O preparo é fácil e resulta em uma opção saborosa para acompanhar pratos de carnes e peixes, servir de aperitivo ou ser usada nos lanches.

Basta um ambiente e utensílios limpos e esterilizados para produzir, conservar e até, quem sabe, colocar à venda. Além disso, ao incluir alimentos lactofermentados na dieta, como as conservas, você melhora a capacidade do seu organismo de absorver nutrientes, favorecendo a flora intestinal.

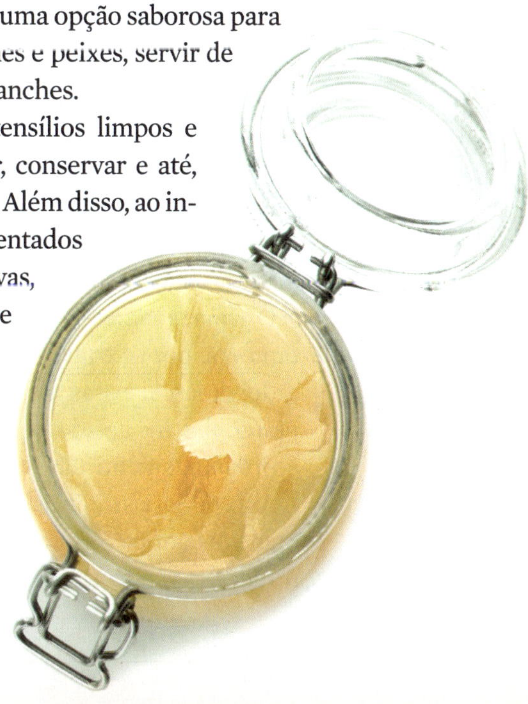

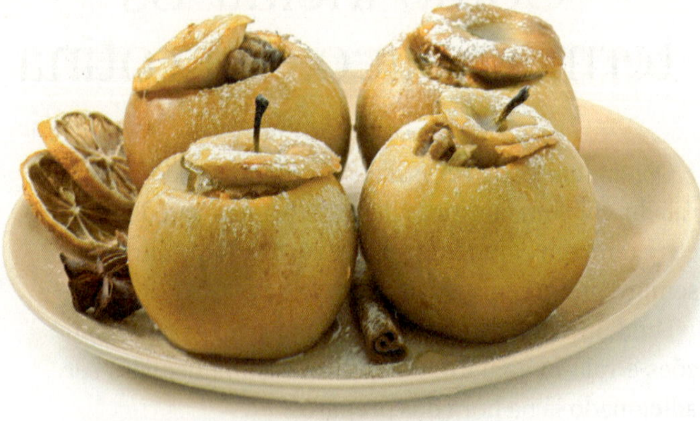

VERSATILIDADE DA CANELA

No caso da canela, você pode adicioná-la a frutas, bolos ou refeições doces. É bem-vinda também no preparo dos chás. A porção ideal deve ser dosada em função dos demais alimentos.

Outra ótima combinação, especificamente para quem tem diabetes, é a mistura de iogurte natural com uma pitada de canela. Bata os dois com um pouco de essência de baunilha para aproveitar os nutrientes no café da manhã ou lanche da tarde.

Guarde bem suas especiarias para que elas durem mais tempo: mantenha em um pote de vidro fechado, em local seco e longe de luz.

DICAS DE ARMAZENAMENTO

As especiarias devem ser armazenadas em local seco, arejado, longe da luz e em potes de vidro fechados. Isso porque o calor, a umidade e a luz favorecem a perda do aroma natural.

O armazenamento no refrigerador deve ser evitado também, por se tratar de ambiente úmido e propício a deixá-las insossas. Já no caso do gengibre fresco, mantenha na geladeira em recipiente fechado por aproximadamente 30 dias.

As especiarias duram de três a cinco anos, conforme a maneira como são armazenadas em cada vasilha. Se trituradas, esse prazo pode diminuir consideravelmente.

ALÉM DA COZINHA

A canela e o gengibre também podem fazer parte de outras receitas que vão facilitar sua rotina. Tomar um chá de gengibre após um dia de trabalho cansativo, por exemplo, pode ser uma ótima maneira de relaxar e reduzir um pouco os efeitos causados pelo estresse do dia a dia. A raiz conta com propriedades calmantes capazes de reduzir a ansiedade.

Se você procura um banho relaxante, misture ¼ de copo de sal marinho grosso, 3 colheres de chá de gengibre descascado (triturado ou ralado), ½ colher de chá de canela em pó e, se quiser, acrescente 5 gotas de óleo de laranja. Misture todos os ingredientes em uma tigela. Coloque no seu banho quente e agite um pouco a água. Deixe a mistura de molho por 15-20 minutos e sinta o aroma calmante.

A canela ainda é ótima para afastar insetos e formigas das plantas, além de manter o ambiente mais saudável. Se você tem um jardim ou muitos vasos juntos, escolha algumas das plantas para colocar a especiaria. E prefira as folhas maiores e mais resistentes para polvilhar diretamente o ingrediente.

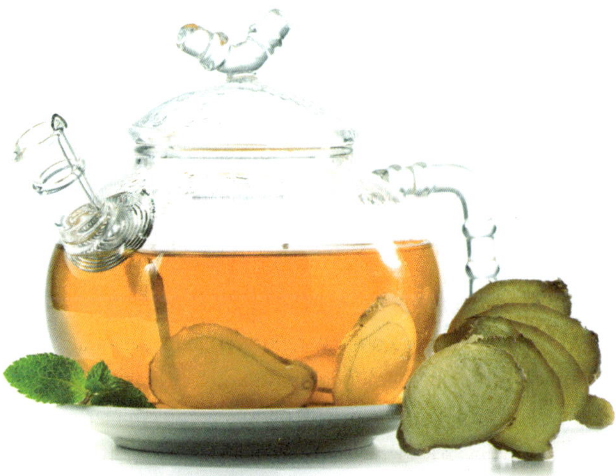

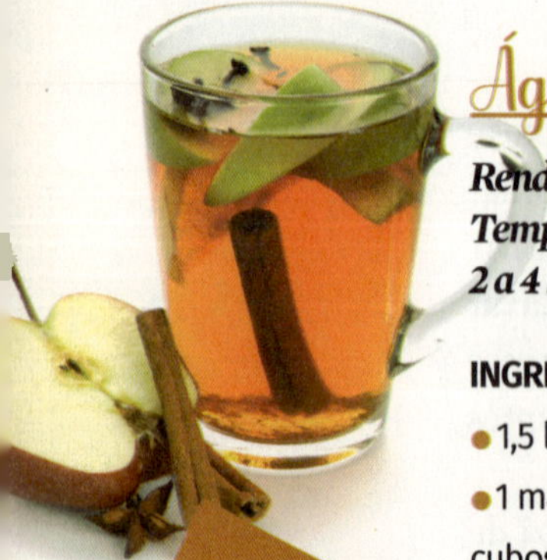

Água aromatizada de maçã com canela

Rendimento: de 5 a 7 copos
Tempo de preparo: 10 minutos + 2 a 4 horas de descanso para infusão

INGREDIENTES

- 1,5 l de água mineral
- 1 maçã cortada em cubos (com casca)
- Suco de ½ limão
- Canela (em pau) e cravo a gosto

DICA
O limão em contato com a maçã evita a sua oxidação e não deixa que a fruta fique preta

MODO DE PREPARO

1. Em uma jarra, despeje a água, o suco de limão e uma forma de cubos de gelo. É importante preparar o suco de limão na hora, para a bebida não oxidar. **2.** Adicione a maçã, o cravo e a canela e deixe descansar na geladeira por três a quatro horas. Em seguida é só servir!

Xarope de gengibre com canela

Rendimento: 12 doses
Tempo de preparo: 30 minutos

INGREDIENTES

- 1 xíc. (chá) de açúcar
- 2 col. (sopa) de gengibre em raiz picadinho
- Casca de um limão
- 7 unidades de cravo-da-índia
- 3 unidades de canela em pau
- 4 xíc. (chá) de água

MODO DE PREPARO

1. Cozinhe o açúcar com o gengibre, o cravo, a canela e a casca do limão em fogo brando até obter um caramelo. **2.** Adicione a água e aumente o fogo. **3.** Após iniciar fervura, abaixe o fogo e deixe ferver por 15 minutos. **4.** Tome ainda morno.

Azeite de gengibre

Rendimento: 500 ml
Tempo de preparo: 15 minutos

INGREDIENTES

- 100 g de gengibre
- Um punhado de manjericão
- 2 ramos de alecrim
- 1 pitada de sal
- 2 xíc. (café) de azeite

MODO DE PREPARO

1. Corte o gengibre em rodelas. 2. Bata tudo no liquidificador e passe numa peneira. 3. Uma dica é evitar que esse azeite seja exposto ao calor, à luz e ao oxigênio para preservar suas propriedades nutricionais.

Conserva de cenoura com gengibre

Rendimento: 500 g
Tempo de preparo: 30 minutos + 3 dias de descanso para a mistura fermentar

INGREDIENTES

- 4 xíc. (chá) cheias de cenoura ralada
- 1 col. (sopa) de gengibre fresco ralado
- 1 col. (sopa) de sal não refinado
- 4 col. (sopa) de soro de iogurte

MODO DE PREPARO

1. Em um recipiente fundo, misture todos os ingredientes e bata muito bem com a colher de pau, a fim de liberar os sucos da cenoura e do gengibre. 2. Transfira tudo para um pote de vidro grande com tampa hermética e pressione o conteúdo no fundo do pote, até que os sucos cubram completamente as cenouras raladas. 3. Tampe bem e deixe em temperatura ambiente por três dias.

Frutas vermelhas: e a circulação

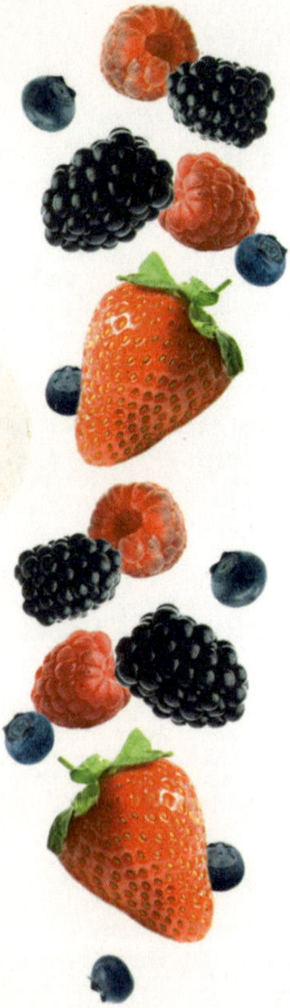

O que a uva, a amora e a melancia têm em comum? Com tamanhos, formas, gostos e odores que podem parecer completamente diferentes à primeira vista, existe dentro de cada uma delas algo em comum: benefícios para a saúde do coração e para o sistema nervoso em geral.

Por trás da polpa e da casca dessas frutas, há a presença de substâncias como a antocianina, o licopeno e o resveratrol. E a ciência descobre a cada dia novos usos e vantagens delas para a saúde cardiovascular.

ANTOCIANINAS E A PRESSÃO

As antocianinas são responsáveis pela pigmentação avermelhada, azul e roxa de muitas flores, frutas e vegetais, incluindo boa parte das berries e frutas vermelhas como a amora. E, de acordo com um estudo publicado no periódico americano *Nutrients*, elas são capazes de auxiliar na pressão arterial. Isso ocorre porque a hipertensão arterial pode ser causada por uma resistência vascular sistêmica alta, que, consequentemente, deixa os vasos sanguíneos mais estreitos e menos elásticos.

Ao consumir alimentos ricos em antocianinas, foi demonstrado que isso ajuda a aumentar os níveis de óxido nítrico, que é considerado pela ciência como um dos principais relaxadores dos vasos sanguíneos de forma natural do organismo, o que permite que a pressão seja regulada e permaneça em valores baixos.

A PROTEÇÃO DO ÁCIDO ELÁGICO

Não somente as antocianinas são responsáveis pelo potencial protetor das amoras e uvas na saúde cardiovascular. Outra substância que auxilia nesses processos internos é o ácido elágico, presente nas frutas vermelhas e nas nozes.

Esse ácido, de acordo com um estudo publicado no jornal *Foods*, é capaz de reduzir o espessamento da parede aórtica e de diminuir os processos de calcificação das veias e artérias. Ele ainda pode ser aliado da pressão arterial, mas ainda são necessários mais testes para comprovar tal relação efetivamente.

RESVERATROL EM FOCO

Presente nas uvas mais escuras, o resveratrol é outra substância fundamental no que diz respeito aos benefícios da fruta. O principal motivo está em seu sucesso na redução da mortalidade associada à insuficiência cardíaca.

Segundo uma pesquisa publicada pelo *International Journal of Molecular Science*, alimentos ricos em resveratrol se mostraram mais eficazes para a melhora da função diastólica do ventrículo esquerdo do coração. Ele ainda foi apontado como promissor no controle de comorbidades associadas à insuficiência cardíaca, como por exemplo no controle do índice glicêmico no sangue ligado ao diabetes mellitus.

MELANCIA PARA O CORAÇÃO

Além da amora, a melancia é uma outra fruta rica em água, fibras e de sabor adocicado, fonte de flavonoides e carotenoides com propriedades anti-inflamatórias e antirradicais livres. Mas o grande destaque da melancia, segundo estudos mais recentes, é um nutriente chamado licopeno, que também está presente no tomate e é conhecido pela capacidade de prevenir certos tipos de câncer e de cuidar da saúde cardiovascular.

Os antioxidantes de frutas como uva, açaí e mirtilo diminuem o risco de doenças cardiovasculares e ainda preservam as células do cérebro.

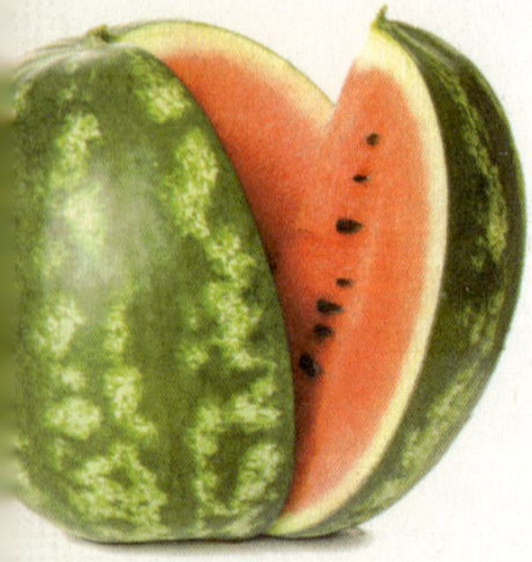

Uma pesquisa publicada na revista científica *American Journal of Hypertension* demonstrou a relação entre o consumo de melancia e a redução da pressão arterial em pessoas com sobrepeso. E, segundo os cientistas da Universidade Estadual da Flórida, a fruta foi especialmente útil para a prevenção de eventos cardiovasculares estimulados pela exposição ao frio. Sabe-se que no inverno a incidência de infartos costuma ser mais alta, pois as baixas temperaturas funcionam como uma espécie de estresse para o organismo.

Outro dos possíveis responsáveis pelos benefícios da melancia na saúde cardiovascular é a citrulina, um fitonutriente que é convertido em arginina e age como dilatador dos vasos sanguíneos.

A citrulina, um dos componentes da melancia, favorece o fluxo sanguíneo e até melhora o desempenho sexual.

PARA A SAÚDE SEXUAL

Pesquisadores da Universidade A&M do Texas descobriram que a citrulina presente nas partes mais claras da melancia melhora o fluxo de sangue no corpo todo, inclusive na região genital. Isso seria útil para homens com problemas de ereção, bem como para mulheres com dificuldade de alcançar o orgasmo.

Ainda são necessários mais estudos para determinar as quantidades necessárias para produzir esse efeito. De qualquer forma, se você quer preparar um jantar afrodisíaco, não se esqueça de incluir melancia no cardápio.

BERRIES CONTRA AS VARIZES

Uma pesquisa publicada pela revista *Journal of American Nutrition Association* apontou que uma das formas de se prevenir sintomas da má circulação sanguínea, incluindo as veias varicosas, é por meio da alimentação saudável e balanceada. Segundo os cientistas, o consumo de várias frutas e vegetais, em especial as uvas e as amoras, permite uma maior quantidade de antioxidantes dos grupos flavonoides para reduzir o risco de varizes.

As chamadas berries também são capazes de prevenir o desenvolvimento da aterosclerose e ainda de evitar incidentes trombóticos ocasionados por obstruções de coágulos sanguíneos.

UM BRINDE À SAÚDE

Para quem não tem o costume de consumir as frutas *in natura*, saiba que a versão em suco de algumas delas também oferece benefícios à saúde. O suco de uva roxa, por exemplo, ainda é fonte de resveratrol e antocianinas, favorecendo a saúde cardiovascular.

Já o suco da melancia, assim como sua polpa, é rico em citrulina, um nutriente capaz de atuar na dilatação dos vasos sanguíneos devido ao seu envolvimento na produção de óxido nítrico.

Porém, vale ressaltar que as versões *in natura* das frutas ainda têm vantagens em comparação aos sucos, uma vez que possuem uma maior quantidade de fibras e de nutrientes para o organismo.

OUTRAS VERMELHAS QUE SÃO ALIADAS

Além da melancia, da amora e da uva, existem outras frutas vermelhas ricas nesses compostos que ajudam a proteger o sistema circulatório. O morango e a framboesa também são fontes do licopeno, por exemplo.

Sementes nutritivas

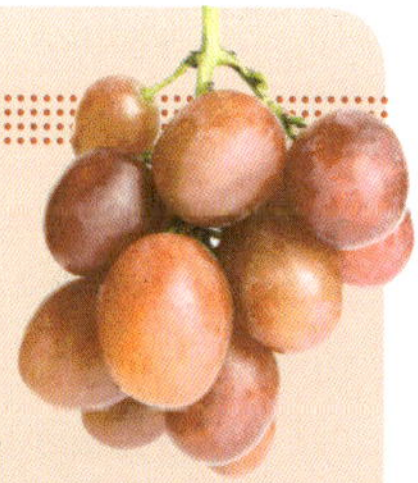

A má circulação também pode estar associada a uma maior prevalência de acidentes vasculares cerebrais (AVC). E nesse contexto, mais uma vez, as frutas vermelhas desempenham um importante papel protetor na saúde humana. Porém, não são as substâncias presentes nas polpas que ajudam dessa vez, mas suas sementes. As sementes das uvas, por exemplo, podem conter nutrientes capazes de reduzir o risco de AVC, de acordo com um estudo publicado pelo Metabolic Brain Disease.

Já mirtilos e jabuticabas são tão ricos quanto as uvas em antocianinas. E por fim, mas não menos importante, uma frutinha tipicamente brasileira: o açaí. Para se ter uma ideia, o açaí é considerado um superalimento por ser riquíssimo em antioxidantes e flavonoides, que são fundamentais para evitar doenças circulatórias. Essas substâncias atuam como anti-inflamatórios naturais e já se mostraram úteis na prevenção de diabetes tipo 2, dislipidemias e síndrome metabólica.

Muitos pesquisadores têm se debruçado sobre os potenciais benefícios da polpa do açaí para preservar o cérebro. Equipes da Universidade Federal do Pará (UFPA) e da Universidade Federal do Rio Grande do Sul (UFRGS), por exemplo, demonstraram seu efeito protetor contra convulsões em camundongos.

Pesquisadores da Universidade Federal de Ouro Preto, em Minas Gerais, também descobriram que a ação antirradicais livres do açaí evita o acúmulo de placas nas paredes das artérias que inflamam e impedem a circulação, elevando o risco de infartos e AVC.

UMA LISTA DE NUTRIENTES PARA DESFRUTAR

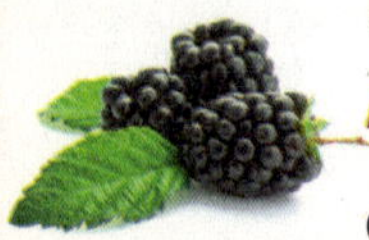

AMORA

Calorias	36 kcal
Proteínas	1,39 g
Lipídios	0,49 g
Fibras dietéticas	0,49 g
Ferro	0,47 mg
Potássio	121 mg
Cálcio	21,8 mg
Fósforo	16,5 mg
Magnésio	15 mg
Sódio	0,75 mg
Zinco	0,4 mg
Vitamina C	15,8 mg

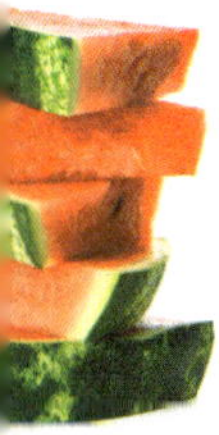

MELANCIA

Calorias	29 kcal
Proteínas	0,7 g
Lipídios	0,05 g
Fibras dietéticas	0,13 g
Ferro	0,18 mg
Potássio	83,6 mg
Cálcio	8,06 mg
Fósforo	9,79 mg
Magnésio	8,06 mg
Sódio	---
Zinco	0,08 mg
Vitamina C	4,94 mg

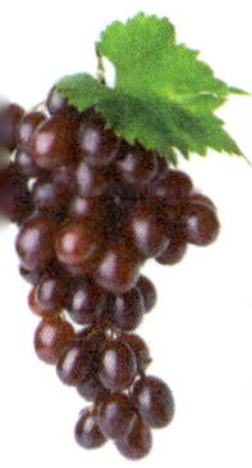

UVA ROXA

Calorias	57 kcal
Proteínas	0,77 g
Lipídios	0,19 g
Fibras dietéticas	0,92 g
Ferro	0,14 mg
Potássio	161 mg
Cálcio	6,66 mg
Fósforo	12,1 mg
Magnésio	4,98 mg
Sódio	---
Zinco	---
Vitamina C	3,29 mg

*DADOS EM 100G DOS ALIMENTOS IN NATURA DE ACORDO COM A TBCA

Experimente comer mais

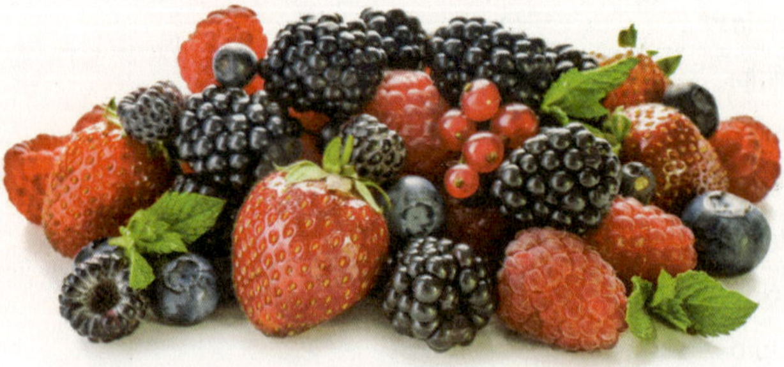

As frutas vermelhas oferecem infinitas possibilidades na hora de usar a sua criatividade na cozinha. A uva, por exemplo, é a base de doces frios e quentes, como o tradicional sagu do Rio Grande do Sul e a surpresinha de uva, requisitada em festas de aniversários.

É base ainda para bebidas como o suco de uva e o vinho tinto, que também pode trazer benefícios para a saúde cardíaca, contanto que seja consumido em pequenas e moderadas doses no dia a dia.

E para quem ama a época natalina, não dá para esquecer que a uva-passa pode fazer parte do cardápio, combinando com arroz, massas e pães. Só cuidado para não exagerar, pois a versão seca dessa fruta contém mais açúcar.

OPÇÃO PARA VEGANOS

No caso da melancia, a polpa vermelha e suculenta dessa fruta é, sem dúvida, a parte preferida da maioria das pessoas. Mas estudos recentes têm mostrado que o branco próximo à casca, que muitas vezes é descartado, tem uma concentração impressionante de antioxidantes fenólicos, vitamina C e licopeno.

Ela pode ser usada não só em sobremesas, compotas e sucos, mas também em saladas, pastas, salpicões, molhos, sopas ou mesmo grelhada, como um acompanhamento de pratos quentes.

PEQUENINAS E VERSÁTEIS

Já a amora combina bem com iogurtes e produtos lácteos, além de geleias ou mesmo para o recheio de bolos e tortas. Ela é propícia ainda para o preparo de vitaminas, smoothies e limonadas para os dias mais quentes. No inverno, experimente reduzir a fruta para o preparo de molhos rústicos, que harmonizam muito bem com carnes e assados.

Quanto às outras frutas, como morango, mirtilo e framboesa, os usos se assemelham aos da amora e da uva. Por fim, o açaí é conhecido pela sua saborosa polpa servida na tigela, com granola e outras frutas. Mas na Região Norte é mais comum encontrá-lo de forma salgada, em molhos para peixes.

Como o açaí é rico em ferro, é interessante consumi-lo junto com frutas cítricas para que o mineral seja mais bem aproveitado. Outra dica é usar polpas pasteurizadas para evitar o risco de contaminação pelo protozoário causador da doença de Chagas.

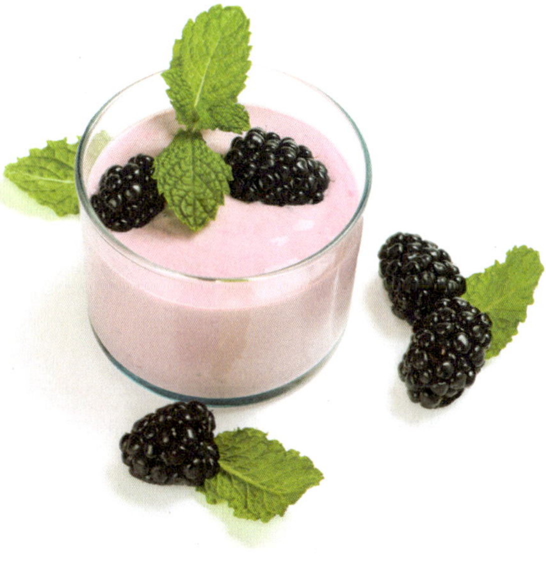

Assim como as frutas, as folhas da amoreira também são ótimas para o preparo de chás, indicados para aliviar sintomas da TPM e da menopausa.

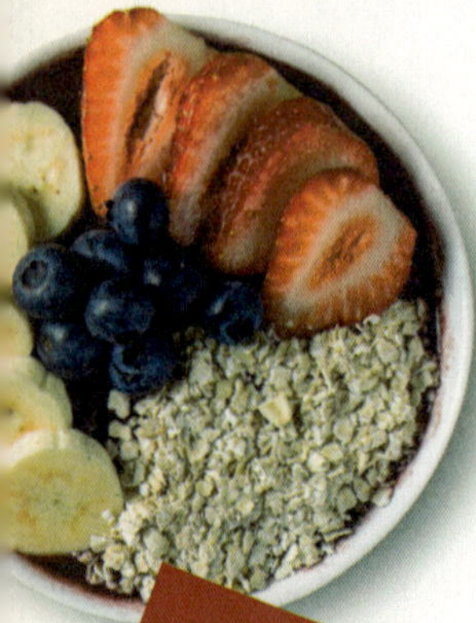

DICA
Prefira consumir a polpa de açaí pura, sem a mistura com guaraná

Açaí com frutas vermelhas e amêndoas

Rendimento: 1 tigela

Tempo de preparo: 5 minutos

INGREDIENTES

- 1 punhado de frutas vermelhas congeladas
- 1 punhado de amêndoas em lâminas
- 1 pacote de polpa de açaí congelada
- 3 col. (sopa) de aveia
- 2/3 de xíc. (chá) de leite de coco (ou de soja)
- 1 col. (sopa) de agave ou mel
- 1 banana congelada

MODO DE PREPARO

1. Deixe o pacote de açaí fora do congelador por cerca de 10 minutos. **2.** Adicione todos os ingredientes, exceto as amêndoas, no liquidificador e misture até ficar homogêneo. **3.** Sirva na tigela com as amêndoas salpicadas por cima.

Suco antioxidante

Rendimento: 1 copo

Tempo de preparo: 5 minutos

INGREDIENTES

- ½ fatia de melancia
- 1 fatia de abóbora com semente
- 4 morangos
- 100 ml de água de coco

MODO DE PREPARO

1. Bata os ingredientes no liquidificador e tome em seguida, para não perder os nutrientes. **2.** Se quiser, use pedras de gelo para deixar o preparo mais refrescante.

Suco para o coração saudável

Rendimento: 1 copo
Tempo de preparo: 5 minutos

INGREDIENTES

- 100 ml de suco de uva integral
- ½ maçã vermelha
- 1 castanha-do-brasil
- 1 col. (sopa) de chia
- 200 ml de água de coco
- ½ xíc. (chá) de broto de alfafa

MODO DE PREPARO

1. Higienize os ingredientes. **2.** Coloque todos no liquidificador e bata bem. **3.** Coloque gelo, adoçante a gosto e sirva a seguir.

Smoothie de melancia, morango e chia

Rendimento: 2 porções
Tempo de preparo: 5 minutos

INGREDIENTES

- 1 e ½ xíc. (chá) de melancia fresca, em cubos (s/ sementes)
- ½ banana madura congelada e picada
- 1 xíc. (chá) de morangos congelados
- ½ xíc. (chá) de leite de amêndoa ou de soja sem açúcar
- Suco de 1 limão
- 1 col. (sopa) de chia

MODO DE PREPARO

1. Bata todos os ingredientes no liquidificador até ficarem cremosos e homogêneos. **2.** Se quiser que a receita fique mais vermelha, adicione morangos. **3.** Decore o copo com uma fatia pequena de melancia e polvilhe um pouco das sementes de chia sobre o suco, para imitar as de melancia.

Laranja contra as varizes

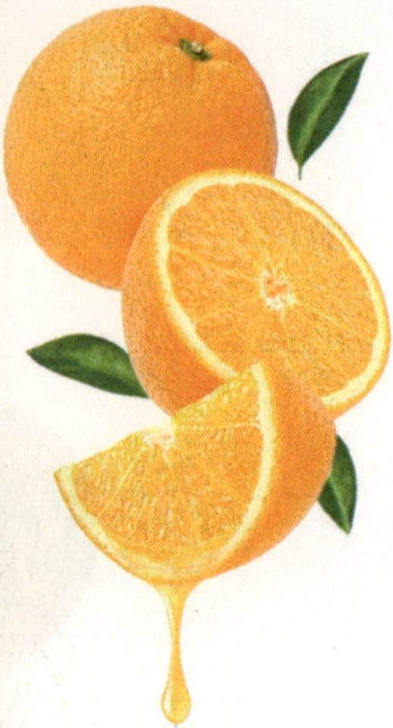

Doce, refrescante e suculenta, a laranja é uma fruta de origem asiática, proveniente da Índia. Conhecida por ser fonte de nutrientes essenciais à saúde, ela faz parte do dia a dia de muitos brasileiros, seja em forma de suco no café da manhã, no tempero de carnes, em bolos caseiros ou como acompanhamento da feijoada do final de semana.

Ela ganhou fama como alimento funcional por ser uma fonte barata e acessível de vitamina C, que tem efeito antioxidante, favorece o sistema imunológico e até pode prevenir alguns tipos de câncer. Mas essa fruta cítrica possui uma porção de outros fitonutrientes que não são tão falados, mas que auxiliam (e muito) na manutenção da saúde cardiovascular.

Nesse grupo, é possível citar os flavonoides, os polifenóis e as antocianinas, todos capazes de combater os radicais livres circulantes pra valer, evitando inflamações no organismo humano e trazendo vantagens para o aparelho circulatório.

FLAVONOIDES A SEU DISPOR

Todo mundo sabe que o organismo precisa de certas vitaminas e minerais para funcionar direito, mas poucos sabem o que são flavonoides. Trata-se de substâncias que exercem um efeito tão importante como os outros nutrientes mais conhecidos e que costumam ter maior fama. Tanto que já chegaram a ser chamados de vitamina P (ou fator P), por seu papel de potencializadores da vitamina C.

Presentes apenas em frutas e vegetais, por isso chamados de fitonutrientes, eles são responsáveis, junto a outros elementos, pelas cores dos alimentos. Os flavonoides também fazem parte da classe dos polifenóis, devido à sua estrutura química.

Um tipo de flavonoide presente na laranja é o PMF, que, por exemplo, é capaz de reduzir o colesterol com eficácia similar à dos remédios, segundo um estudo com animais realizado por pesquisadores canadenses e norte-americanos publicado no *Journal of Agricultural and Food Chemistry.*

A FORÇA DA CASCA

Outras substâncias fundamentais para a saúde circulatória estão presentes nas cascas da laranja e do limão e levam o nome de monoterpenos. Elas sempre produzem odor e, segundo pesquisadores, muitos desses fitoquímicos possuem propriedades terapêuticas.

Por serem moléculas minúsculas, elas penetram facilmente nos tecidos e nas células do organismo, o que facilita sua ação. Uma das mais conhecidas na laranja é o limoneno, que corresponde a cerca de 95% dos óleos essenciais da casca da fruta. Ele age para suprimir a atividade de uma enzima do fígado chamada HMG-CoA redutase, que é responsável pela síntese de colesterol do corpo humano. Assim, a substância ajuda a "limpar" o fígado naquelas situações em que as pessoas exageram na comida e na bebida.

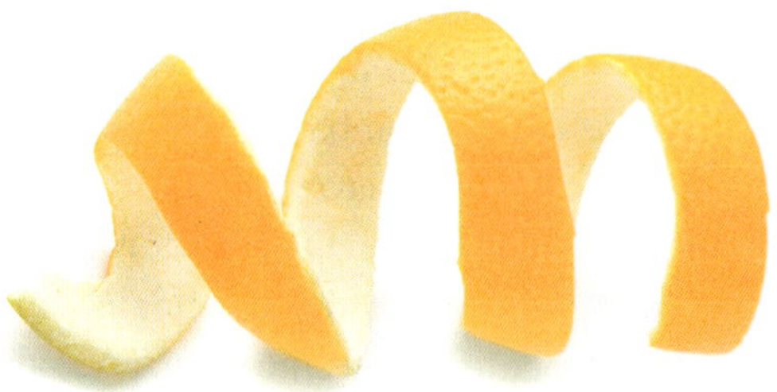

O consumo da fruta ou do suco *in natura* permite uma maior absorção de vitamina C e de outros nutrientes do que o uso de suplementos.

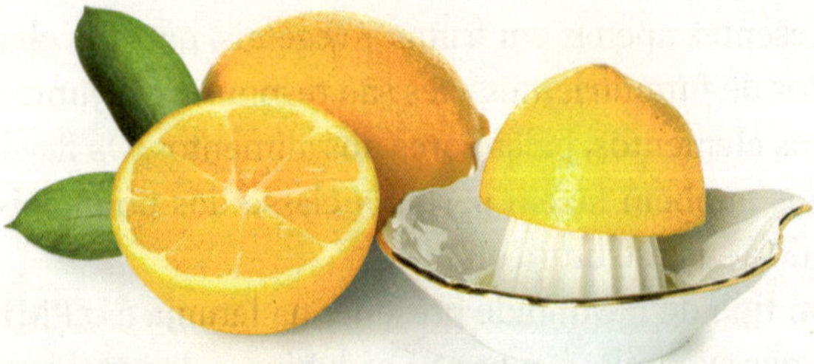

AÇÃO NO COLESTEROL

Além dos monoterpenos, as evidências científicas de um estudo feito apenas em animais e publicado no periódico *Atherosclerosis* também apontam a relação de um nutriente na laranja chamado naringenina com o controle do colesterol, sendo capaz até de reverter a ação devastadora da aterosclerose.

A casca da laranja possui ainda uma substância conhecida como pectina, que, por ser uma fibra insolúvel, ajuda a varrer o colesterol ruim (LDL) para fora do organismo. Isso ficou comprovado em um experimento realizado na Universidade de Kiel, na Alemanha, e que foi publicado na revista *Nutrition Research*.

Existem mais de mil espécies de laranja pelo mundo, sendo que no Brasil seis são as mais conhecidas: pera, lima, baía, da-terra, seleta e natal.

A pesquisa foi feita com dez mulheres e mostrou que as participantes que consumiram diariamente um concentrado de fibras provenientes de frutas cítricas ao longo de quatro semanas apresentaram uma redução de mais de 10% no nível de colesterol total.

ADEUS, VARIZES

Devido à alta presença de hesperidina e de naringerina, outra pesquisa feita pelo veículo *Journal of Intercultural Ethnopharmacology* revelou que o consumo de frutas cítricas como a laranja, além do limão e da toranja, pode ser útil no combate às varizes. Isso se deve à ação dos polifenóis e flavonoides para a melhora da circulação sanguínea, evitando a formação das veias varicosas. A fruta é indicada em uma alimentação equilibrada diariamente, até mesmo no lugar de alguns medicamentos testados pelo estudo.

VITAMINA C QUE PROTEGE

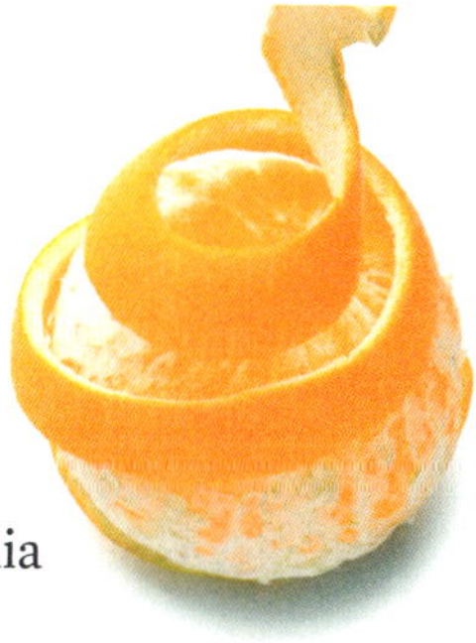

Talvez o mais popular nutriente ligado à laranja seja a vitamina C. Apesar de suas funções serem mais voltadas à defesa do pulmão, ela também atua diretamente na melhora do sistema imunológico, o que, por consequência, auxilia na proteção do cérebro e do coração.

Um grande estudo com mais de 120 mil pessoas realizado pela Faculdade de Saúde Pública de Harvard (EUA) mostrou que pessoas que consomem frutas e vegetais ricos em vitamina C tendem a sofrer menos com doenças coronarianas.

O simples fato de a pectina estimular a saciedade, por formar um gel no estômago, contribui para o controle da glicose e a redução da obesidade, fatores que também melhoram a saúde cardiovascular como um todo.

Circulação em dia

Um trabalho conduzido pelo Instituto Francês de Pesquisa Agronômica constatou que o consumo diário do equivalente a duas xícaras de suco de laranja pode ajudar a reduzir significativamente a pressão arterial em indivíduos acima do peso. De acordo com os pesquisadores, a hesperidina, um outro tipo de flavonoide presente em grandes quantidades na fruta, favorece o revestimento interno dos vasos e, portanto, a circulação. As informações são do American Journal of Clinical Nutrition. Além disso, o suco é rico em potássio, o que ajuda a contrabalancear o excesso de sódio na dieta e gera outro impacto positivo na circulação.

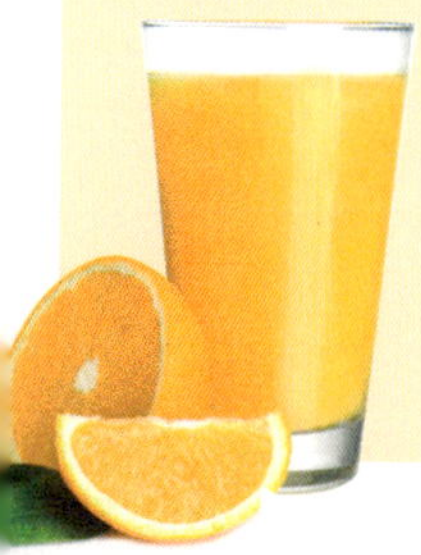

CÉREBRO SOB DEFESA

Outra pesquisa grande, feita na Universidade de Tóquio (Japão), mostrou que a presença de vitamina C no organismo ajuda a prevenir o acidente vascular cerebral (AVC). A associação manteve-se forte mesmo diante de fatores isolados, como histórico familiar, tabagismo, colesterol e uso de anti-hipertensivos.

A laranja pera é indicada para o preparode sucos, enquanto a baía é sugerida para consumo em saladas e doces.

Aromaterapeutas também recomendam que se use o óleo essencial de laranja nos ambientes de trabalho, para melhorar a concentração e a produtividade. Os benefícios foram observados em um estudo da Universidade do Estado de Ohio, nos Estados Unidos, em que o aroma da fruta afetou o humor de forma positiva, bem como a liberação de hormônios e até o sistema imunológico dos participantes.

Como se não bastasse, por ser rica em potássio, a laranja acaba sendo útil para baixar a pressão arterial — a hipertensão é um fator de risco importante para ocorrência de AVC e infartos.

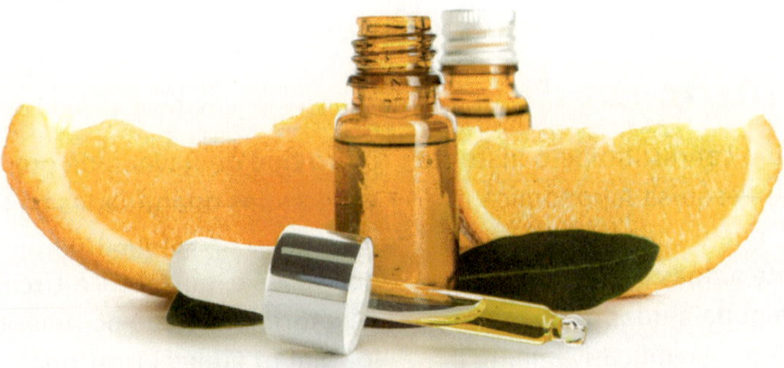

CONFIRA OS NUTRIENTES DA LARANJA

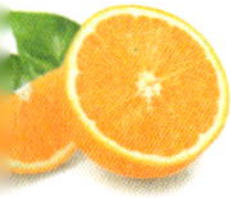

LARANJA-PERA

Calorias	37 kcal
Proteínas	0,87 g
Lipídios	0,21 g
Fibras dietéticas	1,36 g
Ferro	0,09 mg
Potássio	158 mg
Cálcio	21,3 mg
Fósforo	22 mg
Magnésio	8,36 mg
Sódio	---
Zinco	0,06 mg
Vitamina C	52,2 mg

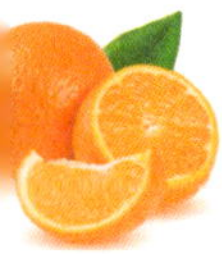

LARANJA-BAÍA

Calorias	48 kcal
Proteínas	0,91 g
Lipídios	0,28 g
Fibras dietéticas	1,46 g
Ferro	0,14 mg
Potássio	170 mg
Cálcio	34,6 mg
Fósforo	23 mg
Magnésio	9,01 mg
Sódio	---
Zinco	0,06 mg
Vitamina C	55,5 mg

*DADOS EM 100G DOS ALIMENTOS IN NATURA DE ACORDO COM A TBCA

Dá para incluir mais laranja no seu prato

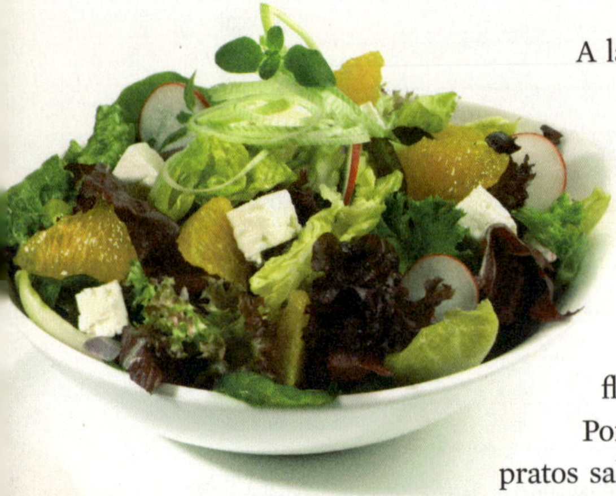

A laranja pode ser consumida todos os dias *in natura*, em saladas de frutas, compotas, chocolates, doces caseiros e geleias. Também pode ser usada como uma base para sobremesas mais elaboradas, como bolos, tortas, flans e até pavês.

Por ser cítrica, vai muito bem em pratos salgados também. Combina com saladas, carnes, peixes, frangos, legumes, sopas, molhos, entre outros preparos do dia a dia. Mas talvez um dos mais queridos pelos brasileiros seja o suco.

E se você não abre mão dele no café da manhã, lembre-se de que o ideal é tomá-lo logo depois de preparado, pois certos nutrientes se degradam em contato com a luz ou o calor, incluindo a vitamina C.

HARMONIA NAS BEBIDAS

Uma boa dica para quem quer consumir mais laranja é utilizá-la como aromatizadora da água. Basta adicionar um pouco do suco ou uma rodela da fruta na garrafinha de água e ir tomando no decorrer do dia.

A fruta também é ótima para chás, especialmente o branco. É comprovado cientificamente que frutas ricas em vitamina C, como laranja, limão e caju, potencializam os efeitos preventivos do chá branco.

O azedinho da laranja ainda pode ser apreciado em bebidas mais escuras, como o chá preto e o café, para quebrar o amargor dos sabores e agregar mais nutrientes na hora de consumi-los.

A laranja-lima é uma das mais docinhas e é indicada para a introdução alimentar de bebês ou para uma dieta nutritiva em idosos.

APROVEITAMENTO COMPLETO

Usou a laranja para preparar um suco ou uma sobremesa e pensa em jogar o resto fora? Dá para mudar de ideia, afinal, não é só a polpa da fruta que pode fazer parte da sua rotina.

As raspas da casca da laranja, por exemplo, podem ser aproveitadas nas receitas, já que concentram a maior parte dos nutrientes, em especial os monoterpenos, a pectina e a vitamina C. Experimente acrescentá-las em bolos ou saladas.

O bagaço da laranja também pode compor pratos incríveis. Basta deixar ele secar e moê-lo para que vire uma espécie de farinha, que pode ser usada em preparos que vão ao forno ou para agregar fibras a sucos.

ALÉM DA CULINÁRIA

Fora da cozinha, a laranja também é bastante versátil. Espete alguns cravos da índia na laranja cortada ao meio e deixe a fruta junto à sua janela caso queira afastar mosquitos de uma forma natural, graças à presença de citronela no alimento.

Com o bagaço, também dá para preparar uma compostagem de alimentos, transformando-o em adubo natural para o crescimento das plantas do seu quintal ou jardim.

E, por falar em jardinagem, sabia que dá para plantar uma árvore dentro de uma casca de laranja? Basta encher com terra, cascalhos e sementes e replantar a muda que se formará dentro desse recipiente natural - vai ficar lindo de se ver!

A laranja ainda é fonte de ácido cítrico, um conhecido ingrediente antisséptico e antimicrobiano. Até hoje, ele é usado em larga escala pela indústria em produtos de limpeza e pode servir também para ajudar a conservar melhor os alimentos dentro de casa.

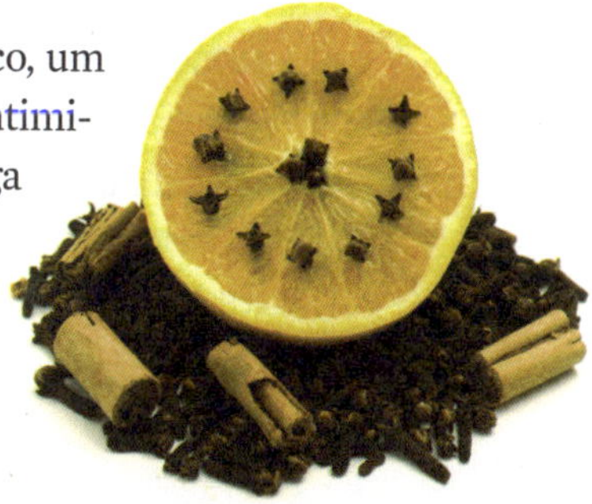

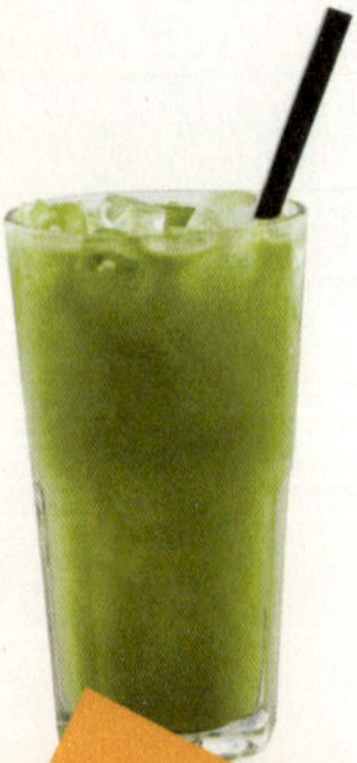

Suco para reduzir a febre

Rendimento: 1 copo
Tempo de preparo: 5 minutos

INGREDIENTES

- 2 laranjas
- ½ limão (com casca)
- 3 g de capim-limão
- 2 fatias de gengibre
- 1 colher (chá) de tomilho

MODO DE PREPARO

1. Esprema as duas laranjas. 2. Bata no liquidificador meio limão com casca, capim-limão, gengibre e tomilho junto com o suco de laranja e tome em seguida.

DICA
O suco de frutas cítricas cai muito bem em molhos para temperar carnes brancas

Molho de laranja prático

Rendimento: 1 porção
Tempo de preparo: 15 minutos

INGREDIENTES

- Suco de 1 laranja
- 1 limão-siciliano bem picado
- 1 pimenta-vermelha pequena picada
- 2 col. (sopa) de coentro
- 3 col. (sopa) de salsinha picada

MODO DE PREPARO

1. Para fazer o molho, misture todos os ingredientes em uma vasilha e deixe repousar até que fiquem marinados em uma só mistura. 2. Use para temperar peixes ou frango, à sua preferência.

Drink para regular a pressão

Rendimento: 1 copo
Tempo de preparo: 5 minutos

INGREDIENTES

- 1 copo de água
- ½ copo de suco de limão
- ½ laranja sem casca
- ½ dente de alho
- 1 colher (chá) de amendoim sem casca
- ¼ de prato de couve-manteiga crua
- 1 sachê de adoçante
- 2 cubos de gelo

MODO DE PREPARO

1. Higienize adequadamente os ingredientes e bata tudo no liquidificador, menos o gelo. 2. Despeje em um copo, acrescente os cubos de gelo e sirva a seguir.

Chá para enxaqueca

Rendimento: 2 a 3 xícaras
Tempo de preparo: 10 minutos

INGREDIENTES

- 2 laranjas cortadas (com casca)
- 1 punhado de flor de camomila
- 6 folhas de louro
- 1 limão-taiti (suco)
- 2 copos de água quente

MODO DE PREPARO

1. Misture todos os ingredientes, menos o limão, e prepare um chá. 2. Coe a mistura e acrescente o limão antes de beber. 3. Tome, sem açúcar, pondo dentro uma rodela de laranja, entre três e quatro vezes ao dia.

Alimentos e atitudes que **é melhor evitar**

Se os alimentos naturais devem ser priorizados no combate às varizes, os industrializados precisam ser limitados ao máximo por quem quer afastar o risco de problemas circulatórios. Produtos com gordura hidrogenada, como sorvetes, bolachas recheadas e pratos congelados pré-fritos, bem como temperos prontos, salsichas, linguiças e embutidos devem estar fora da dieta diária sempre que possível, já que o consumo exagerado aumenta a pressão arterial, comprometendo as paredes das artérias e intensificando a deposição de gorduras nos vasos.

Embora a genética exerça um papel importante no aparecimento de varizes, no risco de trombose e também de infartos e AVC, a alimentação, junto com a atividade física, é uma arma poderosa para afastar a tendência, ou mesmo para intensificar os efeitos dos remédios.

Excesso de sódio

O sal é a principal fonte de sódio, o mineral que ajuda a regular a quantidade de líquido no organismo. Porém, o brasileiro consome muito mais do que deveria, não só porque abusa do saleiro como porque a maioria dos produtos industrializados adiciona o mineral para melhorar sua conservação. Para se ter uma ideia, a dose mínima diária de sal é de 1,2 g (o equivalente a 500 mg de sódio). O brasileiro consome dez vezes mais: 12 g.

A maior parte é originária de produtos industrializados, já que o sal é um conservante eficiente e de baixo custo, pois desidrata fungos e bactérias que estragam os alimentos. Mas, em excesso, o sódio provoca aumento no volume de sangue que circula pelas artérias, o que pode servir de estopim para a hipertensão.

Segundo a Organização Mundial da Saúde (OMS), o limite diário é de 2 g de sódio, o que equivale a 5 g de sal de cozinha, ou uma colher de chá. Aumentar o aporte de potássio também ajuda no equilíbrio hídrico.

Consumo mundial

Diversas pesquisas comprovaram a relação entre abuso de sal e aumento da pressão arterial e estimularam países, como os do Reino Unido, a investirem em campanhas para reduzir o consumo.

Cientistas constataram que a incidência de hipertensão é nula entre os índios ianomâmis do Xingu. Por viverem isolados e longe do mar, eles não têm sal disponível e nao adquiriram o costume de usá-lo como tempero.

O curioso é que o problema não foi localizado nem sequer entre os índios mais velhos. A idade é um fator de risco para a hipertensão arterial, porque com o avanço dos anos as artérias podem perder a flexibilidade e se tornar mais resistentes à passagem do sangue.

Esse endurecimento progressivo é uma das explicações para a maior prevalência de hipertensão arterial na terceira idade. Mas o fato de índios longevos escaparem dessa ameaça acentua o peso do estilo de vida na origem do problema. Esse achado colaborou para derrubar o conceito de que a rigidez dos vasos é natural no envelhecimento e de que não vale a pena tratar hipertensão nos mais velhos. Os novos trabalhos concluíram que ao cuidar da pressão os idosos vivem mais.

Fique atento também ao consumo de pães. Muitas padarias exageram na quantidade de sal na massa.

Quilos a mais

A obesidade também foi zero entre os ianomâmis, embora afete cerca de 40% da população brasileira. E quanto maior o peso, maior a probabilidade de a pressão subir. Os quilos a mais sobrecarregam o corpo, exigindo esforço extra do coração, dos rins e das artérias.

Para compensar, o organismo lança mão de processos que afetam os mecanismos reguladores da pressão. Por exemplo, passa a reter mais água e sal, levando aos inchaços. Como se não bastasse, tais modificações desembocam na síndrome metabólica.

A hipertensão arterial é uma das manifestações dessa síndrome, ao lado de alterações no colesterol, maior risco de diabetes e depósito de gordura no abdome, reconhecida como a mais nociva ao coração por ser justamente a que entope as artérias.

Abuso de álcool

Por levar à desidratação, o consumo frequente de álcool em grandes quantidades faz o organismo reagir de forma a reter mais líquidos, o que aumenta a pressão sanguínea sobre veias e artérias.

Exagerar na bebida ainda tem outro efeito indesejado para a vida sexual: pode prejudicar a função dos nervos penianos que levam à ereção. Se o drinque for acompanhado de cigarro, o prejuízo é completo, já que a nicotina tem um efeito constritor nos vasos, que compromete o fluxo sanguíneo.

Se você gosta de vinho, que é rico em antioxidantes, tente consumir apenas uma taça ao dia, para aproveitar os efeitos antioxidantes do resveratrol e dos taninos das uvas sem pesar no teor alcoólico.

Verifique sempre nos rótulos e embalagens de alimentos a quantidade de sódio em cada porção.

De olho nos ultraprocessados

Salgadinhos, biscoitos, macarrão instantâneo, hambúrguer, mistura para sopas, sorvetes de massa, refrigerantes e refrescos em pó são alguns exemplos de produtos que passam por uma série de processos industriais para durar muito tempo nas prateleiras e, ainda assim, custar pouco.

Eles costumam ser ricos em sal, açúcar e gordura, além de conservarem muito pouco do alimento original. Essa mistura faz você querer mais e mais, acumulando calorias sem nenhum nutriente benéfico, o que leva à obesidade e à inflamação, dois fatores de risco para o sistema circulatório.

Como exemplo, uma "inofensiva" sopa de pacote sabor peito de frango com queijo, em porção individual, contém inacreditáveis 644 mg de sódio. Já um pacote de macarrão instantâneo no sabor quatro queijos oferece assombrosos 1.621 mg de sódio.

Falta de água

A quantidade de água que uma pessoa deve ingerir a cada dia varia muito de acordo com o clima, os hábitos alimentares e o nível de atividade física de cada um. Mas respeitar a sede é uma atitude fundamental para todos, independentemente do organismo.

Muita gente passa o dia todo sem se hidratar direito, o que certamente afeta a circulação – quanto menos líquido, maior a viscosidade do sangue. Além disso, beber líquidos ao longo do dia melhora o funcionamento do intestino e promove saciedade.

Temperos prontos

Quanto aos caldos de carne, de galinha e de vegetais prontos, por mais que deixem as receitas saborosas, podem conter um teor excessivo de sódio na composição. O mesmo vale para aqueles temperos específicos para feijão ou churrasco e molhos de salada.

Nem sempre a praticidade irá compensar o dano que você está proporcionando ao seu sistema circulatório. Para se ter uma ideia, um tablete de caldo de galinha processado fornece 2,046 g de sódio, e 100 ml de molho de soja, o famoso shoyu, conta com espantosos 5,024 g do nutriente.

Em vez de utilizá-los, tente aproveitar cascas de vegetais, cozinhe-as com peças de carne ou frango mais baratas e congele para substituir os tabletes.

Conservas e fermentados

A salmoura dos enlatados como salsichas, milho, ervilha, grão-de-bico,, fiambre, picles, entre outros, é capaz de estender seu prazo de validade, mas o custo é bastante alto para a saúde do corpo humano.Para se ter uma ideia, quatro azeitonas em conserva alcançam 344 mg de sódio, um valor um tanto quanto elevado para os padrões diários.

O mesmo vale para alguns fermentados como os queijos, especialmente os de coloração mais amarelada. O parmesão é um dos que excedem no sal: 1 colher (sopa) fornece 254 mg de sódio. O pão de queijo não fica atrás: são 773 mg de sódio em 100 g . E atenção aos acompanhantes: uma fatia grossa de presunto de porco reúne 308 mg. Prefira laticínios magros sem sal, como queijos do tipo cottage, minas padrão e ricota.

Estima-se a redução de 15% nas mortes por AVC e 10% nos óbitos por infarto se o consumo de sal cair para 5 gramas diários.

O risco do fast food

Em uma refeição simples você quase estoura a cota diária de sódio ao acrescentar os temperos prontos ou as conservas citadas. Mas a situação pode ser ainda mais drástica para quem opta por consumir alimentos de *fast food*. Quer ver? Ao consumir um pacote de batatas fritas tipo chips você ingere nada menos do que 607 mg de sódio. Se preferir a batata palito de lanchonete, são 442 mg. Mas o pior é um sanduíche como o das grandes redes: 960 mg de sódio.

Por trás do café

De acordo com a ciência, o café é alvo de dúvidas quanto aos seus benefícios para a saúde circulatória. De um lado, um estudo publicado no *Journal of American Heart Association* associou o consumo excessivo com a pré-disposição ao surgimento de veias com varizes. Por outro lado, a pesquisa também apontou que a bebida pode ser benéfica em doses moderadas, visto que é fonte de antioxidantes e ajuda no combate ao colesterol. Na dúvida, não deixe de consultar um profissional de saúde para avaliar seu caso.

Gordura hidrogenada

Diversos estudos já mostraram que o grande vilão da saúde cardiovascular é mesmo a gordura hidrogenada, ou trans, utilizada para dar consistência e sabor aos alimentos. Ela é comum em sorvetes industrializados, bolos, empanados, chips e *fast food*, em geral.

Consultores

Adriane Alves Marchisete Varella, nutricionista

Alex Meller, urologista

Alexandre da Costa Pereira, cardiologista

Aline Lamaita, cirurgiã vascular

Amanda Epifânio, nutricionista

Ana Paula Brecheret, nefrologista e pediatra

Benjamin Apter, ortopedista

Breno Lozi, professor de nutrição e dietética

Carolina Favaron, nutricionista

Celso Cukier, nutrólogo

Christiane Vitola de Carvalho Santos, nutricionista

Cibele Regina Laureano Gonsalves, nutricionista

Daniela de Assumpção, nutricionista

Daniela Jobst, nutricionista

Fernanda Maluhy, nutricionista

Flávia Moraes, nutricionista

Flavia Salvitti, nutricionista

Flávio Alberto, nutricionista

Fúlvia Gomes Hazarabedian, nutricionista

Gabriela Forte, nutricionista

Geraldo Lourenzi Filho, pneumologista e médico do sono

Jane Corona, nutróloga

José Renato das Neves, cardiologista

Joyce Gurgel, nutróloga

Karine Daud, nutricionista

Lara Natacci, nutricionista

Lívia Yumi Yokomizo, nutricionista

Marcela Voris, nutróloga

Marcelo Dalio, cirurgião vascular

Márcia Keller Alves, nutricionista

Marcus Vinícius Bolívar Malachias, cardiologista

Mariana Duro, nutricionista

Neiva Souza, nutróloga

Patricia Oliveira, cardiologista

Paula Crook, nutricionista

Paulo Porto de Melo, neurocirurgião

Regina Mestre, nutróloga

Renato Borges Filho, cardiologista

Rita Cherutti, nutricionista

Rodrigo Polesso, nutricionista

Salete Brito, nutricionista

Solange Evangelista, cirurgiã vascular

Thiago de Castro, cirurgião vascular

Torey Armul, nutricionista

Vanderli Marchiori, fitoterapeuta e nutricionista

Verena Pospischek, nutricionista

Xiaonan Lu, microbiologista